Apoorva Gupta
Parvathi Devi M

Tomografia computorizada de feixe cónico

Apoorva Gupta
Parvathi Devi M

Tomografia computorizada de feixe cónico

Uma nova era

ScienciaScripts

Imprint

Any brand names and product names mentioned in this book are subject to trademark, brand or patent protection and are trademarks or registered trademarks of their respective holders. The use of brand names, product names, common names, trade names, product descriptions etc. even without a particular marking in this work is in no way to be construed to mean that such names may be regarded as unrestricted in respect of trademark and brand protection legislation and could thus be used by anyone.

Cover image: www.ingimage.com

This book is a translation from the original published under ISBN 978-3-659-80906-4.

Publisher:
Sciencia Scripts
is a trademark of
Dodo Books Indian Ocean Ltd. and OmniScriptum S.R.L publishing group

120 High Road, East Finchley, London, N2 9ED, United Kingdom
Str. Armeneasca 28/1, office 1, Chisinau MD-2012, Republic of Moldova, Europe
Printed at: see last page
ISBN: 978-620-7-98558-6

Índice:

Reconhecimento

"Deus será a minha esperança, o meu amparo, o meu guia, a lanterna dos meus pés"
Em primeiro lugar e acima de tudo, agradeço a Deus Todo-Poderoso, pois sem a sua graça nenhum esforço poderia ser bem sucedido. A satisfação e a euforia que acompanham a conclusão bem sucedida de uma tarefa estariam incompletas sem a menção das pessoas que a tornaram possível.

Sinto-me muito oportuno para apresentar os meus agradecimentos à minha respeitada professora, **Dra. Parvathi Devi M.,** Professora e Diretora do Departamento de Medicina Oral e Radiologia da Faculdade de Medicina Dentária e Centro de Investigação Teerthanker Mahaveer, pela sua orientação constante e afectuosa e pela sua perspicácia ao longo do meu trabalho. O seu apoio constante, paciência, atitude positiva, entusiasmo inigualável, críticas construtivas e bênçãos são responsáveis pela realização deste trabalho.

Agradeço especialmente aos meus pais, **o Sr. V.K. Gupta e a Sra. Kamlesh Gupta,** pelo seu apoio emocional, carinho, amor e encorajamento constantes. Sem a sua bênção, este trabalho não teria sido possível.

Ao obter este estimado privilégio de exprimir a minha gratidão, gostaria de expressar o meu sincero e profundo sentimento de gratidão e de dívida para com a minha venerada e respeitada professora e orientadora, **a Dra. Nivedita B.,** Professora, Departamento de Medicina Oral e Radiologia, Faculdade de Medicina Dentária e Centro de Investigação Teerthanker Mahaveer, Moradabad, por me ter pacientemente orientado ao longo do meu estudo e me ter ajudado a racionalizar os meus esforços de forma eficaz.

Estou grato ao **Dr. Ravindra S V**, Leitor, Departamento de Medicina Oral e Radiologia, Faculdade de Medicina Dentária e Centro de Investigação Teerthanker Mahaveer, Moradabad, que sempre demonstrou um interesse genuíno em compreender o tema e me ajudou no meu trabalho, tendo sempre retornado com comentários inspiradores.

Estou também grato ao respeitado **Dr. Dharamveer Singh,** Professor Sénior, Departamento de Medicina Oral e Radiologia, Faculdade de Medicina Dentária e Centro de Investigação Teerthanker Mahaveer, pela sua atitude encorajadora e orientação constante durante todo o período deste estudo.

Entre todos, o mais notável foi o apoio dos meus queridos professores, **Dr. Kuber Tyagi**, Professor Sénior, **Dr. Garima Yeluri**, Professor Sénior e **Dr. Anjali Nayak**, Professor Sénior, cuja orientação se revelou inestimável.

Os amigos .. acarinham as esperanças uns dos outros. São bondosos com os sonhos uns dos outros. Nesta nota, os meus sinceros agradecimentos aos meus superiores, **Dr. Santosh Kumar** e   **Dr. Chandan Kumar** pelo seu apoio e crença em mim para a realização deste trabalho.

Agradeço também aos meus colegas e alunos de pós-graduação, **Dr. Chhaya Burman, Dr. Shajar Abbas** e **Dr. Shubhra Giri,** pela sua ajuda e apoio constantes durante a realização desta dissertação.

Devo a minha dissertação sobre a biblioteca aos meus pais extremosos, aos meus professores respeitados e à minha família.

Dr. Apoorva Gupta

Capítulo 1
INTRODUÇÃO

A radiologia é importante na avaliação diagnóstica do doente dentário e estão disponíveis diretrizes para a seleção de procedimentos radiográficos adequados para doentes com suspeita de doença dentária e maxilofacial. A Academia Americana de Radiologia Oral e Maxilofacial estabeleceu "parâmetros de cuidados" que fornecem fundamentos para a seleção de imagens para diagnóstico, planeamento do tratamento e acompanhamento de pacientes com condições que afectam a região oral e maxilofacial, incluindo disfunção da articulação temporomandibular, doenças dos maxilares e planeamento de implantes dentários.[1] A introdução da Tomografia Computorizada de Feixe Cónico (CBCT) na medicina dentária criou uma revolução sem precedentes na imagiologia oral e maxilofacial, eclipsando a introdução da radiografia panorâmica na década de 1960.[2] Introduzida pela primeira vez no final do milénio, a CBCT anunciou uma nova tecnologia dentária para o século XXI.[3] A tomografia computorizada de feixe cónico é uma modalidade de imagiologia revolucionária que alterou numerosos aspectos da medicina dentária e acrescentou um grande valor à sua fase de diagnóstico, proporcionando oportunidades para os médicos dentistas solicitarem imagens multiplanares.[4]

A expressão *"descendência com modificação"*, utilizada por Charles Darwin na sua teoria da evolução, também se aplica à radiologia oral. A radiologia oral e maxilofacial atravessou vários marcos cronológicos antes de ser reconhecida como a nona especialidade dentária pela American Dental Association em 2000.[5] Os raios X são feixes invisíveis de radiação ionizante que, quando dirigidos para o corpo, são absorvidos de forma diferente pelos vários tecidos do corpo. Depois de atravessarem uma parte do corpo, são captados pela película e produzem imagens em tons de cinzento que mostram estruturas calcificadas, como os ossos maxilares, os dentes e outras estruturas ósseas.[6] "Descobri algo interessante, mas não sei se as minhas observações estão corretas", afirmou Sir Wilhelm Conrad Roentgen em 1895, depois de ter visto os ossos da sua mão claramente exibidos num contorno de carne quando a segurou entre um tubo de raios catódicos e um ecrã revestido de bário. Posteriormente, o Dr. Walkhoff, um dentista em Braunschweig, Alemanha, utilizou pequenas placas fotográficas envolvidas em folhas de papel preto e borracha para produzir imagens de dentes.[7]

O diagnóstico dentário padrão envolve a avaliação e o diagnóstico de pacientes utilizando imagens radiográficas bidimensionais, ou seja, radiografias periapicais, bitewing, panorâmicas e cefalométricas. As radiografias intra-orais convencionais periapicais e bitewing são familiares e omnipresentes. A sua principal utilização é complementar o exame clínico, fornecendo informações sobre a estrutura interna dos dentes.[8] Algumas das principais limitações da radiografia convencional incluem a absorção ineficaz dos raios X, rácios elevados de dispersão em relação aos raios X primários, sobreposição e conspicuidade, contraste do recetor versus latitude.[9] A introdução da radiografia panorâmica na década de 1960 e a sua adoção generalizada ao longo das décadas de 1970 e 1980 anunciaram um grande progresso na radiologia dentária.[10] As análises cefalométricas são efectuadas para determinar desvios no esqueleto e dentoalveolar.[11] As principais limitações são a resolução reduzida, o que levou à invenção de tecnologias mais avançadas.[8]

Independentemente da técnica, a radiografia simples fornece apenas uma visão bidimensional (2D) de estruturas tridimensionais (3D) complexas. Juntamente com os recentes avanços tecnológicos, a imagiologia radiológica evoluiu para aplicações de imagiologia digital, 3D e interactiva.[8] A integração da tecnologia e dos computadores na medicina dentária tem tido os seus desafios e recompensas. A força motriz para trazer os computadores para o consultório foi a imagiologia digital, principalmente a radiologia digital. Passaram quase 20 anos desde que o primeiro sensor digital intra-oral foi introduzido pelo dentista francês Francis Mouyen no Primeiro Congresso Europeu de Radiologia Dentária e Maxilofacial em Genebra.[12] Nos últimos 20 anos, as modalidades de imagiologia digital de diagnóstico em medicina dentária, incluindo as imagens periapicais, bitewing, panorâmicas e cefalométricas, têm vindo a substituir a radiografia convencional [baseada em película]. Os sistemas de semicondutores de óxido metálico complementares com dispositivo de acoplamento de carga utilizam sensores rígidos colocados intra-oralmente para captar as imagens.[13]

Nas últimas décadas, assistiu-se ao desenvolvimento da TC, RMN, medicina nuclear e ultrassonografia, modalidades de imagiologia que revolucionaram o diagnóstico médico e dentário.[8] A mais recente novidade no mundo da imagiologia digital dentária, a imagiologia tridimensional (3D), parece estar a chegar à velocidade da luz.[12] Na década de 1990, os investigadores utilizaram um software para reconstruir a imagem 2D de um objeto a partir de ângulos e distâncias aleatórios numa imagem 3D, num processo designado por "tomografia computorizada de abertura sintonizada".[13] Um dos primeiros scanners volumétricos 3D foi o Dynamic Spatial Reconstructor.[12]

Um sistema de imagiologia com capacidades tridimensionais adequado para utilização durante procedimentos de intervenção tem de apresentar determinadas caraterísticas: tem de ter capacidades fluoroscópicas e de mapeamento de estradas quase em tempo real; tem de fornecer informações anatómicas tridimensionais precisas e quantitativas sobre o lúmen do vaso e a localização do material de embolização; e tem de permitir um acesso desobstruído ao doente durante a intervenção.[14] Em 1988, a tomografia computorizada de feixe cónico foi introduzida na medicina dentária e foi adaptada pela primeira vez para potencial utilização clínica em 1982 no Mayo Clinic Biodynamics Research Laboratory.[15] Em 1998, Mozzo e colegas apresentaram um relatório sobre o NewTom 9000 (Quantitative Radiology, Verona, Itália), a primeira unidade de CBCT desenvolvida especificamente para utilização dentária. Outros dispositivos semelhantes introduzidos por volta dessa altura incluíam o Ortho-CT, que foi rebaptizado como 3DX, micro-CT de múltiplas imagens. O 3DX CBCT produzia uma melhor qualidade de imagem com uma dose de radiação muito mais baixa do que a mais recente unidade de TC helicoidal de fileira multidetectores.[16] Embora os primeiros aparelhos fossem grandes, as vantagens residiam no facto de produzirem boas imagens 3D com doses de radiação mais baixas. As máquinas mais recentes de hoje em dia ocupam muito menos espaço e são suficientemente pequenas para caberem num consultório dentário.[17]

A tecnologia de feixe cónico tem recebido vários nomes, incluindo tomografia volumétrica de feixe cónico e imagiologia volumétrica de feixe cónico. O termo mais frequentemente aplicado e preferido é Tomografia Computorizada de Feixe Cónico (CBCT), porque é um análogo digital da tomografia em película de uma forma mais exacta do que o sistema de feixe em leque.[18] A técnica de imagiologia da CBCT baseia-se num feixe de raios X em forma de cone que está centrado num detetor 2D, o que oferece as vantagens de uma maior taxa de aquisição.[19] Estas imagens estão no formato de dados Digital Imaging and Communications in Medicine (DICOM), o que as torna convenientes para a partilha de imagens, telecomunicações e pós-processamento.[18]

Nos últimos anos, o aparecimento da CBCT expandiu o campo da radiologia oral e maxilofacial.[20] A TCFC permite a aquisição de volumes tridimensionais das arcadas dentárias e dos tecidos circundantes com uma resolução espacial elevada e uma dose de radiação reduzida. Existem várias aplicações dentárias diferentes que beneficiam da utilização da TCFC, cada uma com requisitos específicos relativamente à dimensão do volume adquirido e à qualidade da imagem em termos de resolução espacial e de contraste.[21]

O advento desta tecnologia evoluiu para uma ferramenta de diagnóstico indispensável que pode ser utilizada para uma variedade de aplicações clínicas diferentes. A fase de planeamento pré-cirúrgico de diferentes aplicações que beneficiam da tecnologia CBCT começa com a acumulação de dados que permitem determinar com precisão decisões de tratamento fundamentadas. Adaptando-se ao princípio ALARA (as low as reasonably achievable - tão baixo quanto razoavelmente possível), as dosagens de radiação da CBCT foram minimizadas através do processo de colimação e da redução do tempo de exame, mantendo, no entanto, um elevado grau de precisão de diagnóstico.[22] Para fornecer orientações sobre a imagiologia por TCFC, grupos nacionais e internacionais prepararam princípios básicos, declarações de posição e diretrizes profissionais para a utilização da TCFC.[20] As indicações mais comuns para a TCFC em medicina dentária incluem a avaliação dos maxilares para a colocação de implantes; o exame dos dentes e das estruturas faciais para o planeamento do tratamento ortodôntico; a avaliação da ATM para detetar alterações degenerativas ósseas, a avaliação da proximidade da raiz do terceiro molar inferior ao canal mandibular antes da extração; a avaliação dos dentes e do osso para detetar quistos e tumores.[23]

Nada capturou a imaginação dos dentistas como a introdução da tomografia de feixe cónico (CBCT). O processo de aquisição de imagem destas máquinas difere do processo dos tomógrafos médicos tradicionais na medida em que o paciente não está em posição supina, a imagem recolhida é em formato voxel e a dose de radiação absorvida pelo paciente é substancialmente inferior. A CBCT torna a tomada de decisões clínicas mais fácil e mais precisa. A medicina dentária está a afastar-se da "interpretação radiográfica" e a passar para a "visualização da doença".[24] Com o desejo de melhorar o tratamento através da incorporação dos mais elevados avanços tecnológicos, a CBCT tem atraído uma atenção significativa.[4] Assim, foi destacada uma visão geral das capacidades únicas de visualização de imagens dos sistemas de CBCT orais e maxilofaciais e das suas aplicações específicas na prática clínica.

Capítulo 2
REVISÃO DA LITERATURA

A tomografia computorizada de feixe cónico (CBCT) apresenta-se como um braço evolutivo separado da imagiologia por TC. Existem semelhanças entre as tecnologias; no entanto, as diferenças na forma do feixe de aquisição de imagens, bem como no gerador de raios X e no sistema de deteção utilizados, fazem com que a TCFC se destaque como uma abordagem simples e barata ao conceito de imagiologia seccional eletrónica, centrada sobretudo na região maxilofacial. Este desenvolvimento resultou na disponibilidade clínica de uma tecnologia de corte transversal capaz, na sua maioria, de fornecer aos profissionais de medicina dentária uma modalidade de imagiologia tridimensional (3D) comparativamente barata, tanto em termos de custos como de carga de radiação.[25] Existem várias aplicações dentárias diferentes que beneficiam da utilização da TCFC, cada uma com requisitos específicos relativamente à dimensão do volume adquirido e à qualidade da imagem.[21]

HISTÓRIA

Desde que os "pioneiros dos raios X dentários" tiraram as primeiras radiografias de dentes no início de 1896, a radiologia tornou-se um componente integral na avaliação do doente dentário.[26] Desconhecido para si próprio, Sir William Morgan (1785) foi o primeiro homem a produzir raios X.

Em 1880, Sir William Crookes determinou que os raios catódicos tinham momento e energia e que eram um fluxo de partículas carregadas. A humanidade deve honra e gratidão pela descoberta da propriedade mais marcante e notável dos raios catódicos ao Professor Wilhem Conrad Roentgen de Wurzberg, Baviera (1895). Roentgen efectuou a primeira radiografia do corpo humano. Colocou a mão da sua mulher sobre uma placa fotográfica e expôs-a aos "raios desconhecidos" durante 15 minutos. Quando Roentgen revelou as chapas fotográficas, era possível ver o contorno dos ossos da sua mão (Figura 1).

O Dr. Friedrich Otto Walkhoff (1860-1934), dentista em Brunschweig, Alemanha, 14 dias após o anúncio de que os raios Roentgen podiam penetrar em substâncias sólidas impermeáveis à luz, realizou a sua primeira radiografia dentária. W.J.Morton (1896) realizou a primeira radiografia dentária de um crânio nos EUA. C.E.Kells (1896) efectuou a primeira radiografia dentária em pacientes vivos nos EUA. Em 1903, Kells abriu o primeiro laboratório de raios X. O Dr. Weston A Price, em 1904, introduziu técnicas de posicionamento da película na cavidade oral, a técnica do ângulo de bissecção, que começou por propor como técnica de projeção de raios X, mais tarde designada por técnica da "bissecção do ângulo".

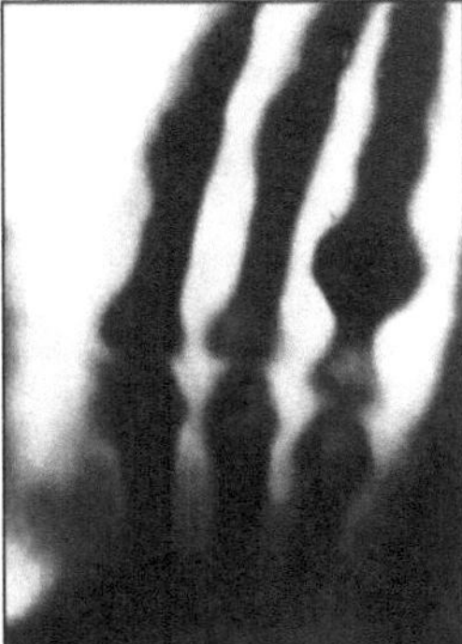

Figura 1: Primeira radiografia, que era a mão da esposa de Roentgen, Bertha Roentgen. Observe as imagens de tecidos moles, ossos e dois anéis.

Em 1911-1913, Howard Riley Raper publicou uma série de artigos em Dental Items of Interest que foram posteriormente (1916) reunidos no primeiro livro de texto - Elementary and Dental Radiology. Ele tinha criado uma nova disciplina e um novo nome para ela - Radiodontia.

Em 1940, o Dr. Gordon Fitzgerald (1907-1981) concebeu um cone longo para a máquina de raios X dentária.

Em 1949, foi criada a Academia Americana de Roentgenologia Oral (atualmente conhecida como Academia Americana de Radiologia Dentária).

O método de radiografia panorâmica rotacional é, de longe, o método mais popular de radiografia panorâmica. O Dr. H. Numata foi o primeiro a propor (1933) e a experimentar (1934) este método de radiografia panorâmica. Numata colocou uma película curva na boca, lingualmente em relação aos dentes, e utilizou uma fenda ou um feixe de raios X estreito que rodava em torno dos maxilares do doente para expor a película. Doze anos mais tarde, em 1946, Y.V. Paatero, do Instituto de Medicina Dentária da Finlândia, propôs (1946), experimentou (1948) e demonstrou um método de radiografia panorâmica com feixe de fenda para as arcadas dentárias (1949).

Na década de 1960, a S.S. White and Company comercializou a primeira máquina panorâmica (Panorex). Em 1968, foi criada a Associação Internacional de Radiologia Dentomaxilofacial.[27]

Em 1972, as descobertas independentes de Hounsfield e Cormack revolucionaram o diagnóstico por imagem com a invenção do scanner de tomografia computorizada (TC). Pela primeira vez, os médicos tiveram acesso a dispositivos de raios X que podiam gerar imagens de secções transversais estreitas, normalmente perpendiculares ao eixo longo do corpo humano, daí o termo tomografia axial computorizada ou TAC.

Esta tecnologia, a TC de feixe em leque, foi a primeira aplicação eletrónica prática do princípio tomográfico no diagnóstico por imagem e forneceu imagens que eliminaram a sobreposição de estruturas anatómicas adjacentes inerente à radiografia convencional de projeção simples e a desfocagem da tomografia analógica.[25]

Durante o desenvolvimento inicial do CBCT, a tecnologia estava a ser avançada principalmente para o consultório dentário. Posteriormente, muitas das unidades anteriores foram modificadas para incluir designs que se adaptassem mais facilmente aos consultórios e clínicas dentárias. A integração da imagiologia por TCFC na medicina dentária foi, de certa forma, paralela à transição das máquinas de raios X de imagiologia panorâmica para os consultórios dentários. As primeiras unidades panorâmicas eram maioritariamente sentadas, mas havia também uma unidade deitada. Foram fabricadas várias outras máquinas sentadas, mas acabaram por ser produzidas unidades em que o doente podia ficar de pé para a exposição panorâmica. As máquinas verticais tornaram-se preferíveis, uma vez que é mais cómodo e demora menos tempo a transferir os doentes para dentro e para fora destas unidades panorâmicas de pé. O tamanho e a forma física das unidades de CBCT acompanharam este percurso panorâmico.[3]

Fahrig et al (1997) efectuaram um estudo para avaliar a potencial utilização de um sistema intensificador de imagem de raios X montado num braço em C para gerar angiogramas rotativos computorizados tridimensionais durante procedimentos neurológicos de intervenção. Para tal, um sistema angiográfico clínico foi modificado de modo a permitir a recolha de vistas suficientes durante injecções selectivas de contraste intra-arterial para a reconstrução por TC de um vaso de 15 x 15 x 15 cm^3 . Como resultado, uma sequência de imagens suficientes para a reconstrução 3-D foi adquirida em menos de 5 minutos. Assim, concluiu-se que, utilizando um sistema intensificador de imagem de raios X montado num braço em C, a angiografia rotacional computorizada pode fornecer imagens tridimensionais verdadeiras de qualidade diagnóstica.[14]

A CBCT foi adaptada pela primeira vez para potencial utilização clínica em 1982 no Laboratório de Investigação Biodinâmica da Clínica Mayo. O interesse inicial centrou-se principalmente em aplicações de angiografia em que a resolução dos tecidos moles podia ser sacrificada em favor de capacidades de resolução temporal e espacial elevadas. Desde essa altura, foram desenvolvidos vários sistemas de CBCT para utilização na suite de intervenção e para aplicações gerais em angiografia por TC. A exploração das tecnologias de TCFC para utilização na orientação da radioterapia começou em 1992, seguida da integração do primeiro sistema de imagiologia de TCFC na gantry de um acelerador linear em 1999.[15]

Uma das primeiras máquinas de feixe cónico disponíveis no mercado, o NewTom 9000 (QR srl, Verona, Itália), era uma unidade de grandes dimensões que examinava o doente deitado em posição supina. Seguiu-se-lhe o NewTom 3G (Figura 2A). Estas primeiras unidades NewTom acabaram por perder o seu lugar para unidades mais pequenas, de cadeira sentada ou para unidades de pé. Estas unidades mais pequenas, com uma melhor qualidade de scanner, adaptam-se mais facilmente ao espaço do consultório dentário e aos orçamentos para despesas gerais (Figura 2 B-F). Atualmente, estão disponíveis o NewTom 5G (QR srl) e o SkyView (MyRay, Imola, Itália). Estas unidades, com carregamento vertical do doente e posição supina para digitalização do doente (Figura 2G-H). A NewTom também está a produzir máquinas de pé, como a VGi.[3]

A origem da máquina de CBCT para a comunidade dentária foi em 2008, na reunião de Midwinter em Chicago, com a vantagem adicional da relação custo-eficácia. Foram mencionados os vários CBCT com tecnologia avançada e a passagem da modalidade 2-D para a modalidade 3-D.[12]

As considerações técnicas e clínicas relativas à imagiologia por TCFC em muitas das aplicações de diagnóstico foram objeto de várias revisões recentes.[15] Baba et al (2004) propuseram um novo sistema de TCFC em que o detetor é do tipo painel plano e avaliaram o seu desempenho na imagiologia dentária. O detetor é constituído por um ecrã cintilador de CsI e uma matriz de fotossensores. O estudo concluiu que a resolução isotrópica fina do sistema conduzirá a uma maior precisão no diagnóstico e cirurgia dentários.[28]

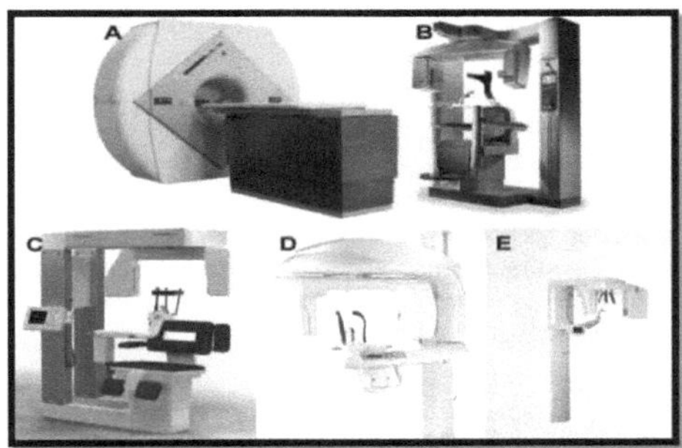

Fig. 2. (A) NewTom 3G. Este scanner de CBCT em posição supina foi uma das primeiras unidades disponíveis comercialmente na América do Norte. Foi substituído por unidades que examinavam os pacientes sentados com a cabeça numa posição vertical. (B) O Accuitomo 170 (J. Morita USA, Irvine, CA). (C) O Scanora 3Dx (Soredex, Milwaukee, WI). (D) O CS 9300 (Carestream Health, Rochester, NY). (E) O Orthophos XG 3D (Sirona USA, Charlotte, NC).

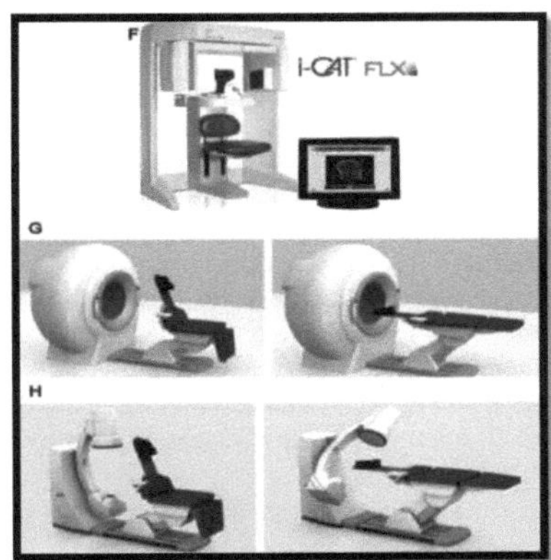

Figura:2 (F) O i-CAT FLX (Imaging Sciences International, Hatfield, PA). (G) O NewTom 5G nas posições de entrada do doente (esquerda) e de exame do doente (direita). Esta unidade é atualmente fabricada pela QR srl, Verona, Itália. (H) O scanner de CBCT SkyView (MyRay, Imola, Itália) nas posições de entrada do doente (esquerda) e de exame do doente (direita) na cadeira.

Scarfe et al (2006) provaram que a TCFC permite a criação de imagens em "tempo real" através de um processo designado por reformação multiplanar. Os scanners de CBCT baseiam-se na tomografia volumétrica, começando com o NewTom QR DVT 9000, introduzido em abril de 2001.[1]

Iain Macleod et al (2008) propuseram que a CBCT vai quase de certeza revolucionar a radiologia dentária e ter impacto em quase todos os aspectos da prática dentária. Oferece uma alternativa à necessidade de raciocínio interpretativo complicado atualmente utilizado, por exemplo, em técnicas paralelas para a localização de dentes não irrompidos. A TCFC é uma modalidade emergente na identificação de lesões na região dentoalveolar.[26]

Scarfe et al. (2011) afirmaram que a TCFC tem sido referida como o "padrão de ouro" e até mesmo o "padrão de tratamento" para diagnóstico por imagem maxilofacial.[29]

O CBCT E O SEU MODO DE FUNCIONAMENTO

A imagiologia é um importante complemento de diagnóstico para a avaliação clínica do doente dentário. A introdução da tomografia computorizada de feixe cónico (CBCT) especificamente dedicada à imagiologia da região maxilofacial anuncia uma verdadeira mudança de paradigma de uma abordagem 2D para uma abordagem 3D à aquisição de dados e reconstrução de imagens. O interesse na TCFC por parte de todas as áreas da medicina dentária não tem precedentes, uma vez que criou uma revolução na imagiologia maxilofacial, facilitando a transição do diagnóstico dentário de imagens 2D para 3D e expandindo o papel da imagiologia do diagnóstico para a orientação por imagem de procedimentos operatórios e cirúrgicos através de software de aplicações de terceiros. A CBCT foi inicialmente desenvolvida para angiografia, mas as aplicações médicas mais recentes incluíram a orientação de radioterapia e a mamografia. A geometria de feixe cónico foi desenvolvida como alternativa à TC convencional, utilizando geometrias de feixe em leque ou de varrimento em espiral, para permitir uma aquisição mais rápida de um conjunto de dados.[10] Um sistema de imagiologia com capacidades tridimensionais adequado para utilização durante procedimentos de intervenção. Tem de ter capacidades fluoroscópicas e de mapeamento de estradas quase em tempo real; tem de fornecer informações anatómicas tridimensionais precisas e quantitativas sobre o lúmen do vaso e a localização do material de embolização; e tem de permitir um acesso desobstruído ao doente durante a intervenção.

Conceção de instalações de CBCT

A CBCT utiliza uma fonte de raios X rotativa que gera um feixe de forma cónica, cuja largura pode ser modificada para se adaptar a volumes de imagiologia de tamanho variável, desde metade de uma arcada dentária até à cabeça inteira. A energia atenuada dos raios X é adquirida por um único detetor com apenas uma volta em torno da cabeça do paciente.[30]

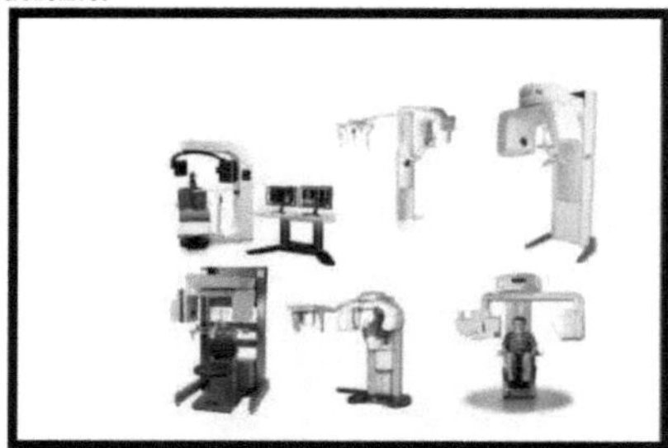

Figura 3: Diferentes máquinas de CBCT

Conceção da sala: A sala de raios X deve ser suficientemente grande para albergar o aparelho de CBCT e permitir a livre circulação no seu interior.

Posto do operador: De preferência, deve estar localizado fora da sala de raios X. Se estiver dentro da sala, deve ser fornecida uma proteção adicional contra raios X, sob a forma de um cubículo de proteção, para proteger o operador. Além disso, o posto do operador deve estar situado de forma a que o doente e a entrada da sala de raios X possam ser claramente vistos pelo operador durante o procedimento de CBCT e que o operador possa interromper o procedimento de digitalização em caso de paragem de emergência.

Sistemas de segurança e de alerta:

a) Nas instalações em que é possível o acesso de membros do público e de trabalhadores não profissionais à sala de raios X e em que o acesso à sala de raios X é limitado apenas aos trabalhadores profissionais, a luz de aviso é opcional.

b) Recomenda-se vivamente a existência de ligações sonoras entre o doente e o operador para manter a comunicação com o doente durante o procedimento de imagiologia.

c) As caraterísticas de segurança do sistema de CBCT devem ser activadas para impedir a utilização de um equipamento de CBCT por pessoas não autorizadas.

d) As exposições de CBCT devem ser iniciadas do exterior da sala de CBCT (posto do operador no exterior) ou atrás de um cubículo blindado (posto do operador no interior)

e) Deve ser prevista a possibilidade de o operador e o doente interromperem de emergência um procedimento de CBCT.

Área controlada por radiação:

1. A área controlada estende-se por toda a sala de CBCT
2. Apenas pessoas autorizadas podem entrar na área controlada
3. Deve ser afixado um sinal de área controlada na porta de entrada do CBCT.[31]

Tubo de raios X e sistemas de geração

Uma vez que a TCFC é um sistema de imagiologia radiográfica, os scanners têm tubos de raios X com controlos de exposição de kV e miliamperagem. Na CBCT, o tempo de exposição depende efetivamente do número de imagens de base e do grau de resolução espacial requerido no tamanho do voxel. Quanto mais pequeno for o tamanho do voxel e quanto maior for o número de imagens de base, mais longa será a exposição. A exposição de CBCT consiste na captura de uma série de imagens de base múltipla. Na maioria das unidades, a exposição é pulsada em intervalos, de modo a que haja tempo entre a aquisição de imagens de base para que o sinal seja transmitido da área do detetor para a área de armazenamento de dados e para que o detetor rode para o local ou ângulo de exposição seguinte. Assim, o tubo de raios X não gera raios X durante todo o ciclo de rotação. Estes intervalos podem reduzir inerentemente a exposição do doente durante o intervalo de tempo em que o detetor não está pronto para receber raios X. Estes intervalos também são benéficos para o ciclo de funcionamento dos raios X, reduzindo a acumulação de calor durante um ciclo de exposição.[3]

Produção de imagens
As máquinas de feixe cónico actuais examinam os doentes em três posições possíveis: (1) sentado, (2) de pé e (3) em decúbito dorsal. (Figura 4)[12] Os equipamentos que requerem que o doente se deite em decúbito dorsal ocupam fisicamente uma maior área de superfície ou pegada física e podem não ser acessíveis a doentes com deficiências físicas. As unidades de pé podem não poder ser ajustadas a uma altura que permita acomodar doentes em cadeira de rodas. As unidades sentadas são as mais confortáveis; no entanto, os assentos fixos podem não permitir a realização de exames a doentes fisicamente incapacitados ou em cadeira de rodas. Dado que os tempos de exame são frequentemente superiores aos necessários para a obtenção de imagens panorâmicas, talvez mais importante do que a orientação do doente seja o mecanismo de retenção da cabeça utilizado.[10]

Os quatro componentes da produção de imagens de CBCT são (1) configuração da aquisição, (2) deteção da imagem, (3) reconstrução da imagem e (4) visualização da imagem.

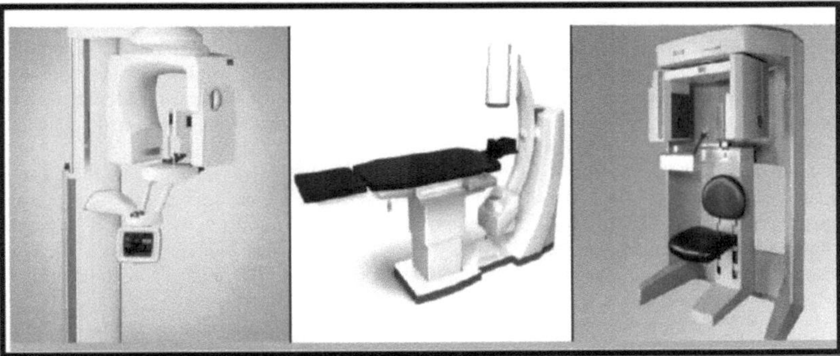

Figura 4: Exemplos de formatos de CBCT (da esquerda para a direita): ProMax 3D (FOV pequeno, detetor FP, em pé), MyRay SkyView 3D (FOV médio, detetor II, em decúbito dorsal), i-CAT (FOV grande, detetor FP, sentado).

Configuração de aquisição: Nos sistemas de CBCT, o feixe de raios X forma uma geometria cónica entre a fonte (vértice) e o detetor (base). Isto contrasta com a geometria convencional de feixe em leque, na qual o colimador restringe o feixe de raios X a uma geometria aproximadamente 2D. Numa geometria de arco de feixe em leque com um único detetor, a aquisição de dados requer a rotação e a translação na direção z da gantry para construir um conjunto de imagens composto por várias secções axiais. No entanto, nos sistemas de CBCT que utilizam um detetor de painel plano 2D (FPD), é possível adquirir um conjunto completo de dados volumétricos com uma única rotação da gantry. Os fotões incidentes em detectores de várias filas em TCMD incidem efetivamente numa área 2D de detectores, tal como acontece com a deteção de painel plano; de facto, com o aumento do número de filas nas matrizes de detectores de TCMD, a geometria de aquisição aproxima-se efetivamente da de um sistema de feixe cónico.[32] (Figura 5)[10]

A configuração geométrica e os mecanismos de aquisição para a técnica de CBCT são teoricamente simples. A aquisição de imagens de TCFC é efectuada utilizando uma plataforma rotativa à qual estão fixados uma fonte de raios X e um detetor. Uma fonte de radiação ionizante divergente em forma de pirâmide ou de cone (semelhante à forma do feixe divergente da imagiologia tradicional de transmissão 2D) é dirigida através do meio da região de interesse (ROI) e a radiação transmitida e atenuada é projectada num detetor de raios X de área no lado oposto.

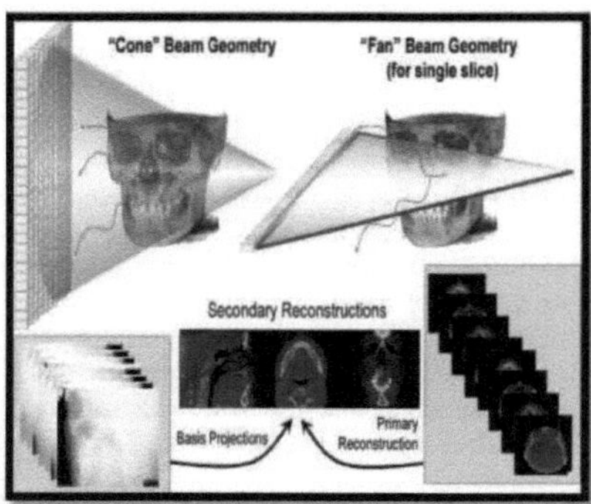

Figura 5: Esquema de projeção de feixes de raios X comparando a geometria de aquisição de imagens de feixes convencionais ou em "leque" (direita) e de feixes em "cone" (esquerda) e a produção de imagens resultante. Na geometria do feixe cónico (esquerda), as projecções de base múltipla formam os dados de projeção a partir dos quais as imagens planas ortogonais são reconstruídas secundariamente. Na geometria de feixe em leque, a reconstrução primária dos dados produz cortes axiais a partir dos quais a reconstrução secundária gera imagens ortogonais. A quantidade de dispersão gerada (linhas sinusoidais) e registada pela aquisição de imagens de feixe cónico é substancialmente maior, reduzindo o contraste da imagem e aumentando o ruído da imagem.

A fonte de raios X e o detetor rodam em torno de um fulcro, fixado no centro da ROI. Este fulcro actua como o centro do volume final adquirido. Durante a rotação, são adquiridas várias imagens de projeção planar sequenciais cobertas pelo detetor ou pelo campo de visão (FOV) num arco de 180 graus ou superior. É necessária apenas uma sequência de rotação da gantry de 180 graus ou mais para que a CBCT adquira dados suficientes para a construção de imagens volumétricas, uma vez que o FOV é irradiado simultaneamente.[25] (Figura 6)[32]

Geração de raios X: Durante a rotação do exame, cada imagem de projeção é feita através da captura sequencial, de uma única imagem, de feixes de raios X atenuados pelo detetor. Tecnicamente, o método mais fácil de expor o doente é utilizar um feixe constante de radiação durante a rotação e permitir que o detetor de raios X recolha o feixe atenuado na sua trajetória. No entanto, a emissão contínua de radiação não contribui para a formação da imagem e resulta numa maior exposição do doente à radiação.

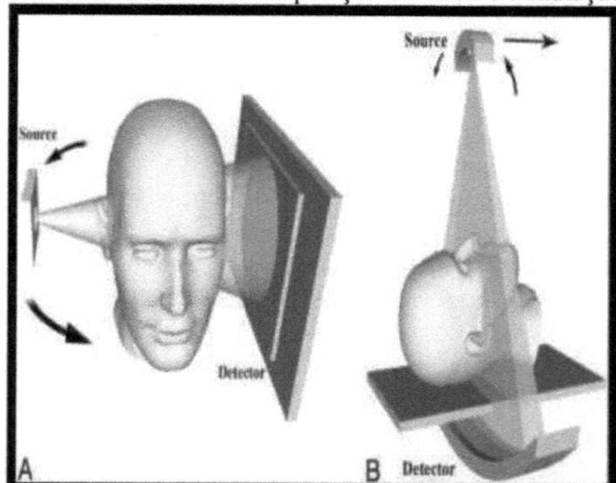

Figura 6: Representação das geometrias de aquisição de TC. *A*, Geometria de feixe cónico num sistema compacto de escritório concebido para que o doente se sente direito. *B*, Geometria convencional de feixe em leque tal como é utilizada em scanners MDCT com o doente em posição supina.

Em alternativa, o feixe de raios X pode ser pulsado para coincidir com a amostragem do detetor, o que significa que o tempo de exposição real é nitidamente inferior ao tempo de varrimento. Esta técnica reduz consideravelmente a dose de radiação do doente.[10]

Campo de visão (FOV): O volume de tecido da cabeça do doente exposto durante a aquisição de imagens é designado por FOV.[2] As dimensões do FOV, ou volume de exame, dependem essencialmente do tamanho e da forma do detetor, da geometria de projeção do feixe e da capacidade de colimar o feixe. A colimação do feixe primário de raios X limita a exposição à radiação X à região de interesse. Por conseguinte, a limitação do tamanho do campo assegura que pode ser selecionado um FOV ideal para cada doente com base na apresentação da doença e na região designada para a obtenção de imagens. Em geral, quanto menor for o volume do exame, maior será a resolução da imagem e menor será a dose de radiação efectiva para o doente. Uma vez que o sinal mais precoce de um achado radiográfico periapical sugestivo de patologia é a descontinuidade da lâmina dura e o alargamento do espaço do ligamento periodontal, é desejável que a resolução óptima de qualquer sistema de imagem de TCFC utilizado em endodontia não exceda 200pm, a largura média do espaço do ligamento periodontal. A principal limitação das imagens de feixe cónico com FOV grande é o tamanho do campo irradiado. A menos que o tamanho mais pequeno do voxel (pixel volumétrico) seja selecionado nestas máquinas de FOV maior, haverá uma resolução reduzida em comparação com as radiografias intra-orais ou máquinas de CBCT de volume limitado. Para a maioria das aplicações endodônticas, a CBCT de FOV limitado ou focado é preferível à CBCT de grande volume pelas seguintes razões

1. Aumento da resolução para melhorar a precisão do diagnóstico de tarefas específicas de endodontia, como a visualização de pequenas caraterísticas, incluindo canais calcificados/acessórios, canais perdidos, etc.
2. A resolução mais elevada possível.
3. Diminuição da exposição do paciente à radiação.
4. Poupança de tempo devido ao menor volume a interpretar.
5. Área de responsabilidade mais pequena.
6. Concentrar-se na área anatómica de interesse.[33]

Os sistemas de CBCT podem ser classificados de acordo com o FOV disponível ou a altura do volume de varrimento selecionado, tais como

1. Região localizada: aproximadamente 5 cm ou menos (por exemplo, dentoalveolar, articulação temporomandibular)
2. Arco único: 5 cm a 7 cm (por exemplo, maxila ou mandíbula)
3. Interarco: 7 cm a 10 cm (por exemplo, mandíbula e superiormente para incluir a concha inferior)
4. Maxilofacial: 10 cm a 15 cm (por exemplo, mandíbula e estendendo-se até ao Nasion)
5. Craniofacial: superior a 15 cm (por exemplo, do bordo inferior da mandíbula ao vértice da cabeça)

A expansão da altura do volume de exame foi conseguida por uma unidade (modelo iCAT Extended Field of View) através da adição de software de dois exames rotacionais para produzir um único volume com uma altura de 22 cm. Outro método inovador para aumentar a largura do FOV e, ao mesmo tempo, utilizar um detetor de área mais pequena, reduzindo assim os custos de fabrico, consiste em deslocar a posição do detetor, colimar o feixe assimetricamente e digitalizar apenas metade do doente (por exemplo, Scanora 3D, SOREDEX, Helsínquia, Finlândia) (Figura 7)[10] (Figura 8)[3]

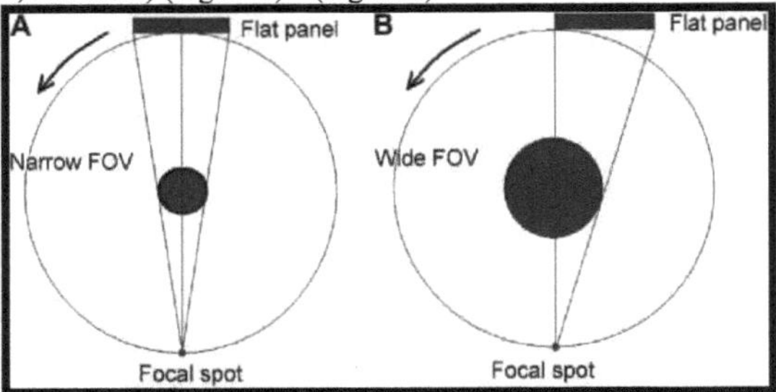

Figura 7: Novo método de aquisição de um FOV alargado utilizando um detetor de painel plano. (A) Disposição geométrica convencional em que o raio central do feixe de raios X da fonte focal é dirigido através do meio do objeto para o centro do detetor de painel plano. (B) Método alternativo de deslocação da localização do gerador de imagens de ecrã plano e colimação lateral do feixe de raios X para alargar o campo de visão do objeto.

Factores de digitalização: Durante o exame, são efectuadas exposições individuais em intervalos de determinados graus, fornecendo imagens de projeção 2D individuais, conhecidas como imagens "base", "quadro" ou "em bruto". Estas imagens são semelhantes a imagens radiográficas "cefalométricas" laterais e posteriores-anteriores, cada uma ligeiramente deslocada uma da outra. A série completa de imagens é designada por "dados de projeção". O número de imagens que compõem os dados de projeção ao longo do exame é determinado pela velocidade de fotogramas (número de imagens adquiridas por segundo), pela integridade do arco de trajetória e pela velocidade de rotação.

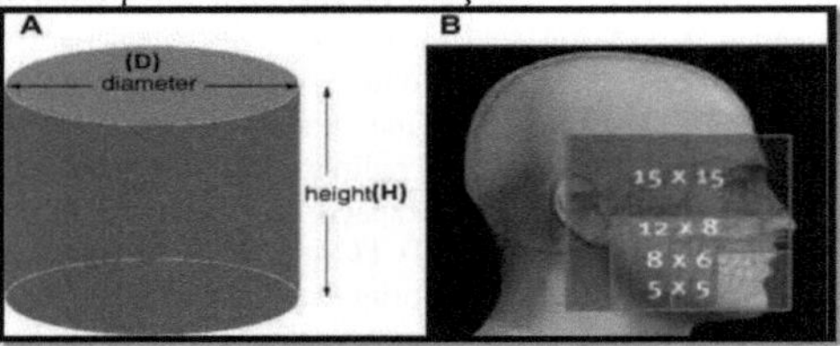

Figura 8: (A) Forma cilíndrica e caraterísticas de medição do campo de visão (FOV) para o CBCT. (B) Os diferentes tamanhos de opção de FOV do CBCT Vatech (Vatech America, Fort Lee, NJ). Atualmente, muitas unidades de TCFC têm a capacidade de digitalizar uma gama de tamanhos de FOV.

O número de exames de projeção que compõem um único exame pode ser fixo (por exemplo, NewTom 3G, Iluma, Galileos ou Promax 3D) ou variável (por exemplo, i-CAT, PreXion 3D). Mais dados de projeção fornecem mais informações para reconstruir a imagem; permitem uma maior resolução espacial e de contraste; aumentam a relação sinal/ruído, produzindo imagens "mais suaves"; e reduzem os artefactos metálicos. No entanto, um maior número de dados de projeção implica normalmente um maior tempo de exame, uma dose mais elevada para o doente e um maior tempo de reconstrução primária. De acordo com o princípio "as low as reasonably achievable" (ALARA), o número de imagens de base deve ser minimizado para produzir uma imagem de qualidade diagnóstica.

Taxa de quadros e velocidade de rotação: Taxas de quadros mais altas fornecem imagens com menos artefatos e melhor qualidade de imagem. No entanto, o maior número de projecções aumenta proporcionalmente a quantidade de radiação que o doente recebe. Os píxeis do detetor têm de ser suficientemente sensíveis para captar a radiação adequada para registar uma saída sinal-ruído elevada e para transmitir a tensão para o conversor analógico e digital, tudo isto num curto arco de exposição. Dentro das limitações da velocidade de leitura do detetor de estado sólido e da necessidade de um tempo de varrimento curto num contexto clínico, o número total de ângulos de visão disponíveis é normalmente limitado a várias centenas.

Completude do arco de trajetória: A maioria dos sistemas de imagiologia de TCFC utiliza uma trajetória circular completa ou um arco de varrimento de 360 graus para adquirir dados de projeção. Este requisito físico é normalmente necessário para produzir dados de projeção adequados para a reconstrução 3D utilizando o algoritmo FDK (ver secção sobre reconstrução). No entanto, é teoricamente possível reduzir a exaustividade da trajetória de varrimento e, ainda assim, reconstruir um conjunto de dados volumétricos. Esta abordagem reduz potencialmente o tempo de varrimento e é mecanicamente mais fácil de executar. No entanto, as imagens produzidas por este método podem ter mais ruído e sofrer de artefactos de interpolação de reconstrução. Atualmente, esta técnica é utilizada por pelo menos duas unidades (Galileos e Promax 3D).[10] (Figura 9)[12]

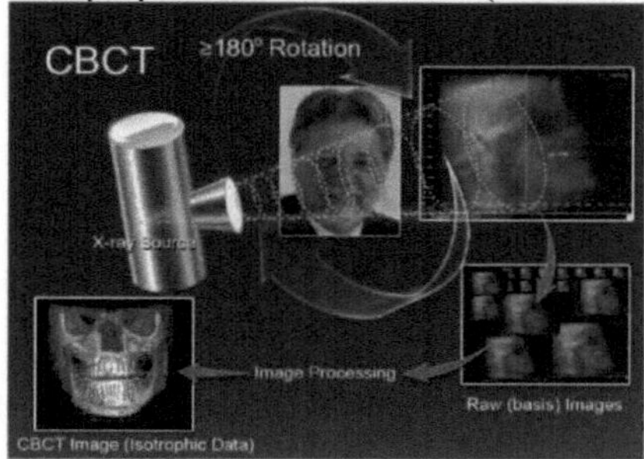

Figura 9: Como funciona a CBCT: As setas grandes representam o percurso da fonte de raios X e do detetor à volta do doente. As setas mais pequenas representam o fluxo subsequente de dados de imagem e a reconstrução da imagem final para visualização.

Deteção de imagens

As actuais unidades de CBCT podem ser divididas em dois grupos, com base no tipo de detetor: uma combinação de tubo intensificador de imagem/dispositivo de acoplamento de carga (IIT/CCD) ou um gerador de imagens de painel plano. A configuração IIT/CCD inclui um IIT de raios X acoplado a um CCD através de um acoplamento de fibra ótica. A formação de imagens em painel plano consiste na deteção de raios X utilizando um detetor "indireto" baseado num painel de sensores de estado sólido de grande área acoplado a uma camada cintiladora de raios X. As matrizes de detectores de painel plano proporcionam uma maior gama dinâmica e um melhor desempenho do que a tecnologia IIT/CCD. Os intensificadores de imagem podem criar distorções geométricas que têm de ser tratadas no software de processamento de dados, ao passo que os detectores de painel plano não sofrem deste problema. Os sistemas IIT/CCD também introduzem artefactos adicionais.

Os sistemas de CBCT que utilizam detectores de painel plano também têm limitações no seu desempenho que estão relacionadas com a linearidade da resposta ao espetro de radiação, a uniformidade da resposta em toda a área do detetor e os pixels defeituosos. Para ultrapassar este problema, os detectores são linearizados por partes e as exposições que causam a não uniformidade são identificadas e calibradas. Além disso, a avaliação do desvio padrão pixel a pixel é utilizada na correção da não uniformidade. É desejável uma redução do tamanho da matriz da imagem para aumentar a resolução espacial e, por conseguinte, proporcionar um maior detalhe da imagem. No entanto, os painéis detectores são constituídos por uma matriz de pixels individuais com dois componentes, os fotodíodos que registam efetivamente a imagem e os transístores de película fina que actuam como coladores e portadores de informação de sinal. De facto, a área percentual do detetor que regista efetivamente a informação dentro de um pixel individual é designada por "fator de preenchimento". Assim, pixels mais pequenos captam menos fotões de raios X e resultam em mais ruído na imagem. Consequentemente, a aquisição de imagens de CBCT utilizando matrizes mais pequenas requer normalmente uma maior radiação e uma maior exposição do doente à dose. Nas imagens de CBCT, as dimensões do voxel dependem principalmente do tamanho do pixel no detetor de área.[10] (Figura 10)[3]

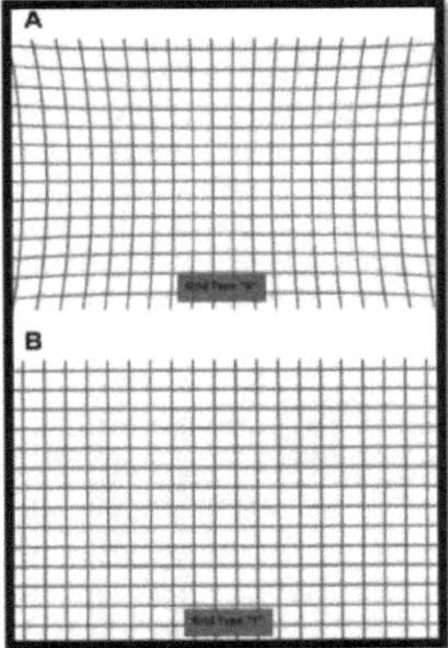

Figura 10 Padrões de distorção produzidos pelos detectores de imagem. (A) O tipo de grelha X é o tipo de padrão de distorção da grelha produzido pelo detetor intensificador de imagem que afecta a construção da imagem e é subsequentemente observado na visualização da imagem. Verifica-se uma distorção da grelha da imagem quando se afasta do centro. (B) Nos detectores de painel plano (ou seja, grelha do tipo Y), a área recetora da imagem que recebe o sinal do cintilador do detetor de painel plano é plana. Por conseguinte, mesmo em áreas mais afastadas do centro da grelha, a distorção do padrão da grelha é mínima ou nula.

Reconstrução de imagens

Uma vez adquiridos os fotogramas de projeção de base, os dados devem ser processados para criar o conjunto de dados volumétricos. Este processo é chamado de reconstrução. O número de fotogramas de projeção individuais pode ser de 100 a mais de 600, cada um com mais de um milhão de pixels, com 12 a 16 bits de dados atribuídos a cada pixel. Os tempos de reconstrução variam, dependendo dos parâmetros de aquisição (tamanho do voxel, FOV, número de projecções), do hardware (velocidade de processamento, débito de dados desde a aquisição até ao computador da estação de trabalho) e do software (algoritmos de reconstrução) utilizados. A reconstrução deve ser efectuada num tempo aceitável (menos de 3 minutos para exames de resolução padrão) para complementar o fluxo do doente. O processo de reconstrução consiste em duas fases, cada uma composta por vários passos. (Figura 11)[10]

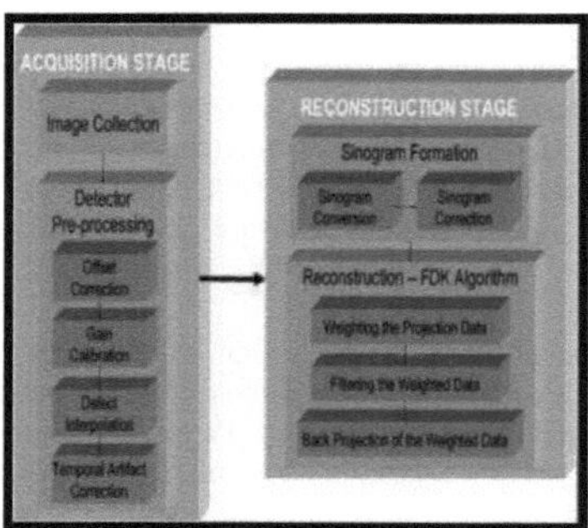

Figura 11 Etapas e passos envolvidos na reconstrução dos dados de projeção adquiridos para formar dados volumétricos a partir da aquisição de CBCT. A fase de aquisição envolve a recolha de imagens e o pré-processamento do detetor, enquanto a fase de reconstrução envolve a formação do sinograma e a reconstrução utilizando o algoritmo FDK.

Princípios da imagiologia por CBCT (Figura 12)[2]

A mecânica da imagiologia por TCFC compreende duas fases:

1) Fase de aquisição. Um feixe de raios X piramidal ou em forma de cone é dirigido para um detetor de raios X de área no lado oposto da cabeça do doente e são efectuadas múltiplas exposições durante uma única rotação síncrona total ou parcial. As séries resultantes de projecções bidimensionais (2D) ou imagens de base formam um conjunto designado por dados de projeção.

2) Fase de reconstrução. Os programas de software são aplicados aos dados de projeção para gerar um conjunto de dados volumétricos tridimensionais (3D) composto por elementos de volume cuboidais (voxels). A apresentação predefinida do conjunto de dados é normalmente uma série de imagens contíguas em três planos de ângulo reto (axial, sagital e coronal).

Elementos de imagem

Os pixels são elementos de imagem, que são unidades de medida utilizadas nos ecrãs de computador, nas câmaras digitais e nos sensores intra-orais 2D. Com três dimensões, a unidade de medida é um voxel (uma mistura das palavras volumetric e pixel), que representa um valor numa grelha regular no espaço 3D. Com a tecnologia CBCT, os voxels são isotrópicos, o que significa que são iguais em todas as dimensões.[12]

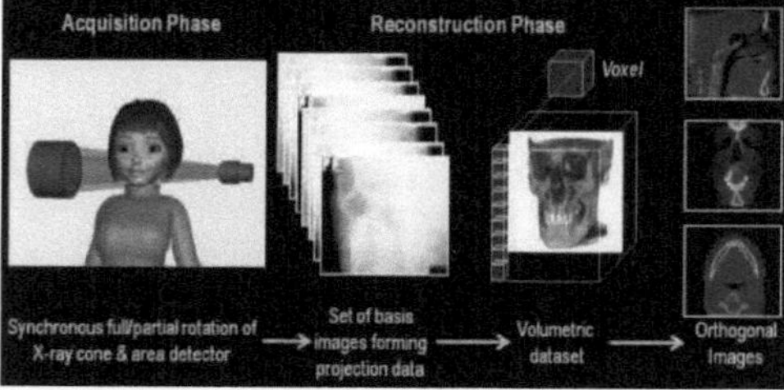

Figura 12: A mecânica da aquisição de CBCT. As projecções de base múltipla formam os dados de projeção a partir dos quais as imagens planas ortogonais são reconstruídas secundariamente na geometria do feixe cónico.

O tamanho dos voxels varia de aproximadamente 0,07 a 0,40 milímetros por lado. A cada voxel é atribuído um valor de escala de cinzentos que se aproxima do valor de atenuação do tecido ou espaço representado. A última geração de unidades de CBCT produz imagens de 12 ou 14 bits, em que 12 bits são 212 (4.096) tons de cinzento e 14 bits são 214 (16.384) tons de cinzento. Os monitores de computador utilizados para visualizar o volume digital ou voxel de 12 ou 14 bits podem apresentar apenas oito bits (256 tons) de cinzento de cada vez. O software utiliza uma técnica denominada "janelamento e nivelamento" que permite ao operador aceder e visualizar todos os dados. O janelamento permite que os dados sejam percorridos, visualizando assim oito bits de cada vez, com ar e tecidos moles (estruturas de baixa atenuação) numa extremidade do espetro e osso e dentes (estruturas de alta atenuação) na outra extremidade do espetro. Uma vez atingido o nível de janela ideal, o contraste e o brilho (nivelamento) são ajustados pelo médico para uma visualização óptima.[34] (Figura 13)[10]

Azeredo et al. (2013) realizaram um estudo in vitro para investigar a relação entre os níveis de cinzento calculados em 3 scanners de CBCT e 1 dispositivo de TC espiral multislice utilizando 5 programas de software. Seis materiais, ou seja, ar, água, cera, acrílico, gesso e guta percha foram digitalizados com scanners de CBCT e CT e os níveis de cinzento computados para cada material em pontos predeterminados foram medidos. Foram utilizados testes de análise de variância repetidos para avaliar a diferença dos níveis de cinzento entre os scanners e os materiais. O estudo concluiu que os programas de software eram fiáveis e não tinham influência nas medições dos níveis de cinzento da TC e da TCFC. No entanto, é essencial ter cuidado ao interpretar as imagens de TCFC devido às diferenças significativas nos níveis de cinzento entre diferentes aparelhos de TCFC e entre os valores de TCFC e de TC.[35]

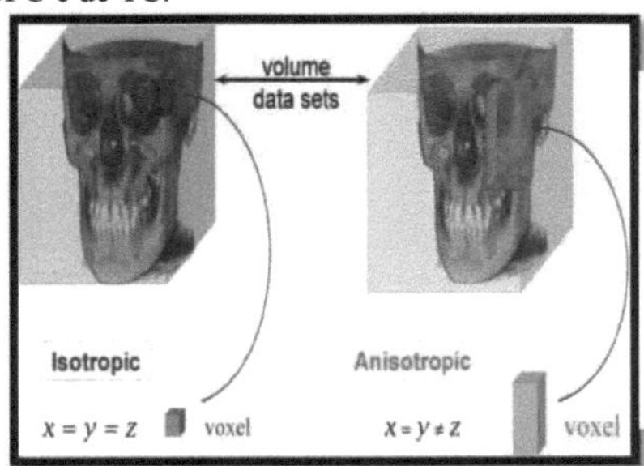

Figura 13: Comparação de conjuntos de dados de volume obtidos isotropicamente (esquerda) e anisotropicamente (direita). Uma vez que a aquisição de dados de CBCT depende do tamanho do pixel do detetor de área e não da aquisição de grupos de linhas com movimento de translação sequencial, os voxels de composição são iguais nas três dimensões, em vez de serem colunares, sendo a altura diferente das dimensões de largura e profundidade.

Técnicas de imagiologia: [2]

As estratégias que são úteis na imagiologia de OMF incluem:

1. Reformação multiplanar (MPR) - Esta técnica cria imagens 2D não axiais através da transecção de um conjunto ou "pilha" de imagens axiais.
2. Aumentar a espessura do corte - A adição dos valores de escala de cinzentos de voxels adjacentes de secções ortogonais ou MPR é conhecida como "soma de raios" e permite a produção de imagens de projeção simuladas, mas não distorcidas, tais como imagens cefalométricas laterais e panorâmicas.
3. Renderização de volumes 3D - Estas técnicas permitem a visualização de dados 3D através da apresentação selectiva de voxels. Isto pode ser conseguido através da renderização direta de volume (DVR), que fornece uma reconstrução volumétrica da superfície com profundidade, ou da renderização indireta de volume (IVR), mais frequentemente como uma projeção de intensidade máxima (MIP). A MIP é utilizada para demonstrar estruturas de alta intensidade, fornecendo uma "pseudo" reconstrução 3D. (Figura 14)[2]

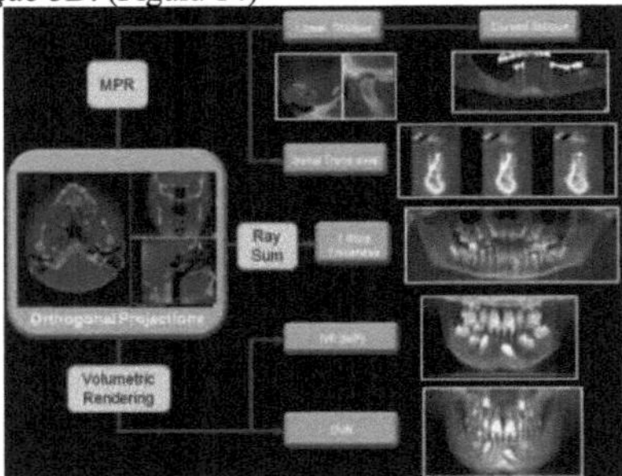

Figura 14: Formatos de visualização de CBCT

Imagens: Uma vez que um volume de dados foi adquirido e armazenado pela CBCT, estes dados podem ser reformatados ou realinhados e vários tipos diferentes de imagens podem ser sintetizados de qualquer forma que o técnico de diagnóstico necessite. Com a imagiologia multiplanar, o técnico de diagnóstico ou operador pode recriar imagens em diferentes planos (planos ou curvos) com funções simples. Isto aumenta a eficiência do diagnóstico nas mãos de um indivíduo conhecedor de uma forma sem paralelo. (Figura 15)[36]

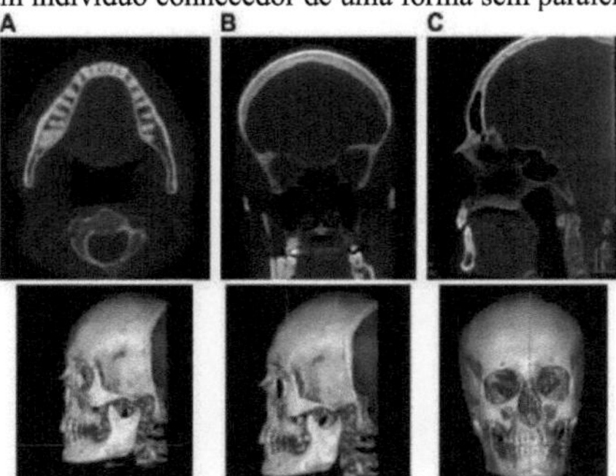

Figura 15 Imagens multiplanares e reformatação. Secções axial (A), coronal (B) e sagital (C) da cabeça. O plano tomográfico aproximado é mostrado nas imagens tridimensionais (linha azul).

Todo o software proprietário é capaz de várias técnicas avançadas de visualização de imagens em tempo real, facilmente derivadas do conjunto de dados volumétricos. Estas técnicas e as suas aplicações clínicas específicas incluem:

1. Reforma planar oblíqua: Esta técnica cria imagens não 2D através da transecção de um conjunto ou "pilha" de imagens axiais. Este modo é particularmente útil para a avaliação de estruturas (por exemplo, ATM, terceiros molares impactados), uma vez que certas caraterísticas podem não ser facilmente visíveis em imagens MPR perpendiculares.

2. Reforma planar curva: Este é um tipo de MPR realizado através do alinhamento do eixo longo do plano de imagem com uma estrutura anatómica específica. Este modo é útil na visualização da arcada dentária, fornecendo imagens de cortes finos semelhantes a panoramas familiares. As imagens não são distorcidas, pelo que as medições e angulações efectuadas a partir delas têm um erro mínimo.

3. Reforma transplanar em série: Esta técnica produz uma série de imagens de secções transversais sequenciais empilhadas, ortogonais à reforma planar oblíqua ou curva. As imagens são normalmente cortes finos (por exemplo, 1 mm de espessura) com uma separação conhecida (por exemplo, 1 mm de distância). As imagens resultantes são úteis na avaliação de caraterísticas morfológicas específicas, como a altura e largura do osso alveolar para avaliação do local do implante, o canal alveolar inferior em relação a molares mandibulares impactados, a superfície e forma condilares na ATM sintomática ou a avaliação de condições patológicas que afectam os maxilares

4. Reforma de volumes multiplanares: Qualquer imagem multiplanar pode ser "engrossada" aumentando o número de voxels adjacentes incluídos no corte. Isto cria uma imagem que representa um volume específico do doente. A técnica mais simples consiste em adicionar os valores de absorção dos voxels adjacentes, para produzir uma imagem de "soma de raios". Este modo pode ser utilizado para gerar imagens panorâmicas simuladas, aumentando a espessura do corte das imagens reformatadas planas curvas ao longo da arcada dentária para 25-30 mm, comparável à camada de imagem em foco das radiografias panorâmicas.[1]

Nariz e seios paranasais: Os seios paranasais são melhor avaliados em secções coronais; de facto, as imagens coronais são as mais adequadas para a avaliação de estruturas anatómicas que têm uma orientação póstero-anterior. Os seios maxilares, etmoidais e esfenoidais, bem como a cavidade nasal e certas estruturas da base do crânio, serão visualizados de forma óptima nestas vistas. Ao nível dos pré-molares superiores, as imagens coronais atravessam os seios frontais, as órbitas, o aspeto anterior dos seios maxilares, as células aéreas etmoidais e a cavidade nasal.[37] O seio maxilar é uma estrutura piramidal de baixa densidade (preta ou escura). A aparência das cavidades de ar saudáveis nos seios maxilares é escura (preta) devido ao facto de o ar atenuar minimamente os raios X. O contorno cortical fino das paredes vestibular e medial do seio pode ser identificado nessas imagens. A parede medial do seio maxilar delimita a cavidade sinusal da cavidade nasal.[36] Os canais neurovasculares alveolares superiores posteriores podem por vezes ser vistos na parede lateral do seio maxilar como pequenas áreas de baixa densidade, do tamanho de uma cabeça de alfinete, em secções coronais. É provável que os locais de drenagem dos seios maxilares sejam visualizados em imagens coronais em direção ao terço anterior das cavidades sinusais. (Figura 16).[37]

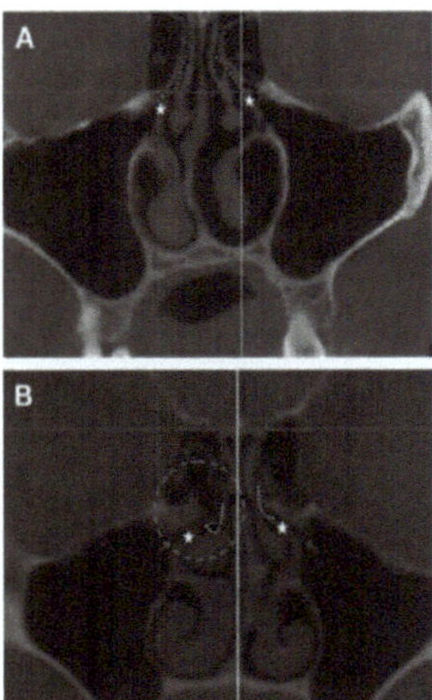

Figura 16 (A, B) Secção coronal da face, ao nível dos seios maxilares/cavidade nasal (nível aproximado dos molares superiores), representando os seios maxilares. O local de drenagem do seio maxilar é conhecido como óstio (setas vermelhas) e é estreito, abrindo-se na parede medial do seio maxilar para o meato nasal medial (câmara). A parede medial termina numa projeção óssea pontiaguda conhecida como processo uncinado (estrelas). O óstio se abre em um canal estreito, o infundíbulo etmoidal (linha pontilhada verde). Parte do infundíbulo é um canal fino e curvo, cuja forma é afetada pela sua proximidade da bolha etmoidal; trata-se do hiato semilunar (linha branca a tracejado). Todos os elementos acima mencionados fazem parte de uma unidade mais ampla frequentemente identificada como complexo ou unidade ostiomeatal (ciclo tracejado verde), incluindo os locais de drenagem dos seios maxilares, seios frontais e seios etmoidais anteriores e médios (todos drenam no meato nasal médio). EB, bulla etmoidal; INT, corneto nasal inferior; MNT, corneto nasal médio.

As células aéreas etmoidais ou seios etmoidais são numerosas cavidades aéreas pequenas, na sua maioria quadradas, separadas por paredes ósseas finas, agrupadas em dois prismas ortogonais situados de cada lado das fossas nasais superiores em todo o seu comprimento, da frente para trás (figura 17). Os seios esfenoidais são as cavidades aéreas mais posteriores e pertencem ao osso esfenoide. Estes seios drenam para o meato nasal superior através de uma pequena abertura na sua parede anterior, o recesso esfeno-etmoidal. As órbitas são visualizadas em direção ao terço anterior da face, bem como as células aéreas etmoidais. Um curto canal ósseo visto originando-se do assoalho da órbita e direcionado inferomedialmente para a parede anterior do seio maxilar é o forame infraorbital, que acomoda o nervo infraorbital (figura 18)[37]

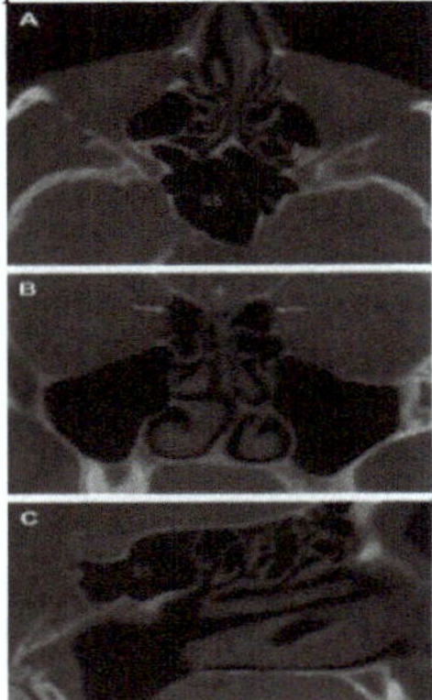

Figura 17 (A-C) Vistas axial (A), coronal (B) e sagital (C) dos seios etmoidais e dos seios esfenoidais (A, C). Os seios etmoidais são compostos por numerosas células aéreas de paredes finas, cuja complexidade lhes conferiu o nome de labirinto etmoidal. Outras estruturas visualizadas incluem os seios esfenoidais (SE), a

lâmina papirácea (parede fina que separa os seios etmoidais da órbita, seta verde), o corneto nasal inferior (INT) e o corneto nasal médio (MNT)

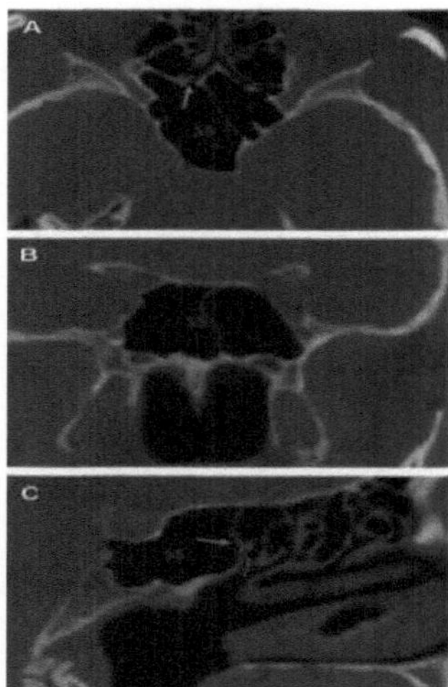

Figura 18 (A-C) Vistas axial (A), coronal (B) e sagital (C) dos seios esfenoidais (SE). A linha pontilhada verde mostra o caminho de drenagem dos seios esfenoidais para o meato nasal superior através de uma abertura estreita na parede anterior conhecida como recesso esfenoetmoidal (seta verde).

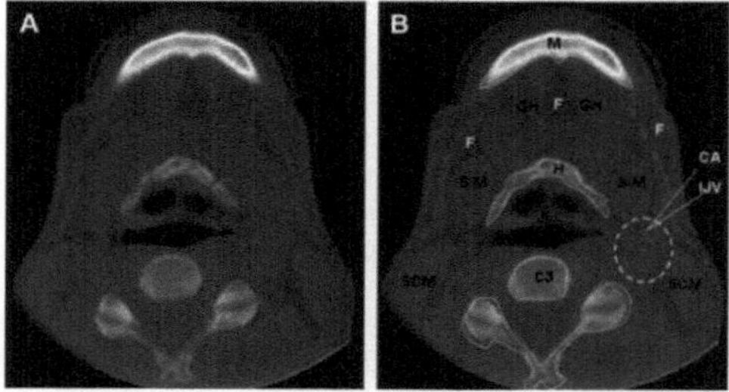

Figura 19: (A) Imagem axial de CBCT ao nível da vértebra hioide/C3. (B) A mesma imagem axial que a da esquerda com algumas estruturas anatómicas identificáveis do pescoço delineadas. (Apesar do facto de o contraste dos tecidos moles da tomografia de feixe cónico não ser o ideal para o diagnóstico de anomalias patológicas dos tecidos moles, são visualizados alguns dos pontos de referência anatómicos do pescoço). Os espaços do pescoço, por serem principalmente ocupados por gordura, parecem ter uma densidade mais baixa em comparação com a musculatura adjacente. O conhecimento da localização topográfica das principais estruturas anatómicas do pescoço ajudará o técnico de diagnóstico a determinar a origem das várias entidades patológicas que podem desenvolver-se no pescoço. C3, uma secção axial da terceira vértebra cervical; CA, artérias carótidas; E, epiglote; F, tecido adiposo; GH, músculo genio-hióideo; H, osso hioide (note-se o aspeto quase modular do osso hioide que pode imitar uma fratura); VJI, veia jugular interna; M, bordo inferior da mandíbula anterior; S/M, glândulas salivares submandibulares.

Pescoço e coluna cervical: As imagens axiais são as melhores para a avaliação das partes visíveis do pescoço e da coluna cervical, bem como da base do crânio, embora possa ser utilizada uma combinação de imagens reconstruídas nos 3 planos (axial, coronal e sagital) para avaliar uma região de interesse. (Figura 19)[37]

Face média e base do crânio: A imagem apresentada (figura 20) é uma imagem em corte transversal (corte ou fatia) da maxila e da mandíbula na localização do primeiro molar. Nesta imagem, as faces vestibular e palatina ou lingual estão claramente identificadas.[36]

Qualidade de imagem:

A qualidade da imagem tem 2 elementos, sendo um subjetivo e o outro objetivo. Em medicina dentária, a qualidade subjectiva da imagem é normalmente obtida através da média das classificações dos observadores quanto à clareza na visibilidade de estruturas anatómicas específicas (por exemplo, espaço do ligamento periodontal ou padrão trabecular na mandíbula). A avaliação objetiva da qualidade da imagem baseia-se em medições quantitativas de padrões específicos num objeto de teste. Com efeito, a qualidade da imagem determina a precisão com que um sistema de imagiologia reproduz o objeto e, em relação à CBCT, reproduz a distribuição de atenuação 3D num volume de imagem. A resolução da imagem, o ruído da imagem e os artefactos são os principais determinantes da qualidade da imagem.[25]

Resolução da imagem: Existem 2 tipos de resolução de imagem: a resolução espacial, que determina a proximidade dos detalhes que podem ser registados separadamente, e a resolução de contraste, que permite a distinção entre tecidos de diferentes radiodensidades.[25]

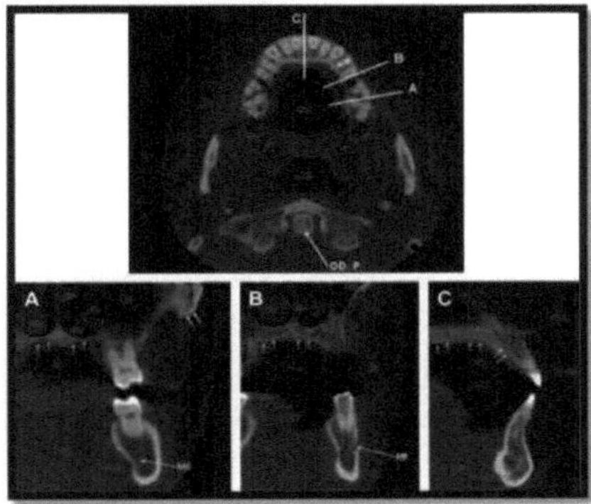

Figura 20: Imagem axial (superior) ao nível do rebordo alveolar maxilar demonstra as localizações aproximadas das secções transversais A, B e C. As linhas brancas correspondem às respectivas secções: processo odontoide do áxis (ODP) e segunda vértebra cervical. (A) Imagens de cortes transversais na região molar: o aspeto vestibular (B), labial (Lab), lingual (L) ou palatino (P) do osso alveolar está marcado nas imagens. FOM, assoalho da boca; INC, concha nasal inferior; INF, meato nasal inferior; MC, canal mandibular; MS, seio maxilar; OC, cavidade oral; SGF, fossa da glândula submandibular; T, língua. As setas verdes indicam o palato duro, e as setas amarelas indicam o processo zigomático da maxila. As cavidades aéreas aparecem escuras (pretas) nas imagens de TC. (B) Região de pré-molares: MS, seio maxilar; INC, concha nasal inferior; INF, meato nasal inferior; OC, cavidade oral; T, língua; FOM, assoalho da boca; MF, forame mental. As setas verdes indicam o palato duro. (C) Região do incisivo central: o aspeto vestibular (B), (Lab), (L), ou (P) do osso alveolar está marcado nas imagens. ANS, espinha nasal anterior; OC, cavidade oral; T, língua. As setas verdes marcam o palato duro, as setas amarelas mostram o canal nasopalatino, e as setas vermelhas mostram os forames linguais (superior e inferior).

Resolução espacial: A resolução espacial de um sistema de imagem é a sua capacidade de discriminar objectos de atenuação diferente a pequenas distâncias de separação. É normalmente descrita como a frequência espacial medida em pares de linhas por centímetro (lp/cm) que pode ser discriminada com uma deteção de 10% de contraste verdadeiro.[32] As unidades de CBCT, em geral, fornecem resoluções de voxel que são isotrópicas iguais nas 3 dimensões ortogonais.[25] A resolução espacial é determinada principalmente pela desfocagem inerente ao aparelho de deteção e pela área individual dos elementos de deteção.[32] A resolução espacial no plano axial é determinada pela dimensão dos pixels que compõem a secção axial e está relacionada com a dimensão da matriz e o campo de visão. A resolução espacial ao longo do eixo Z (planos longitudinais), contudo, é determinada pela espessura do corte selecionado e pelo passo helicoidal, podendo ambos afetar a profundidade do voxel.[25] O "binning" refere-se ao processo de agrupamento de elementos detectores para a transmissão de um sinal uniforme.[32] Embora a resolução espacial dos sistemas de CBCT seja principalmente uma função do tamanho nominal do pixel no detetor de área, factores como a geometria da projeção do feixe, a dispersão do doente, a desfocagem do movimento do detetor e o fator de preenchimento, o tamanho do ponto focal, o número de imagens de base e o algoritmo de reconstrução contribuem para a resolução máxima final alcançável. A resolução do detetor de área é submilimétrica (intervalo, 0,07-0,4 mm), o que resulta num tamanho de voxel submilimétrico. Como resultado, a resolução espacial das imagens de CBCT é idêntica em todos os 3 planos.[25]

Resolução de contraste: A resolução de contraste é a capacidade de um sistema de imagiologia de distinguir pequenas diferenças na atenuação dos tecidos e de as apresentar com diferentes níveis de cinzento. É medida em unidades Hounsfield (HU), que é a densidade relativa dos tecidos do corpo de acordo com uma escala calibrada de níveis de cinzento.[25] A dispersão tem um impacto particular na resolução do contraste.[32]

Dispersão: O aumento da dispersão de raios X representa um dos principais obstáculos técnicos na aquisição de imagens de CBCT, limitando a qualidade da imagem. A dispersão refere-se à radiação de baixa energia fora do eixo que é gerada no paciente durante a aquisição de imagens. Corresponde à contribuição para a influência dos fotões no detetor não atribuível ao feixe primário incidente. O aumento da dispersão não só amplifica a dose no doente, como também é um dos principais contribuintes para a redução da resolução de contraste e para o aumento do ruído nas imagens de CBCT. Podem também ser produzidos artefactos de riscas e de escavação (valores de voxel mais baixos no centro da imagem), o que degrada ainda mais a qualidade da imagem.[32]

Ruído da imagem: O ruído da imagem refere-se às diferenças de densidade numa imagem radiográfica que são atribuídas a flutuações estatísticas na distribuição dos fotões de raios X registados pelo detetor. A distribuição irregular dos fotões de raios X pode alterar a aparência de uma região no volume da imagem, produzindo uma falta de homogeneidade dos níveis de cinzento, e pode afetar a eficiência do diagnóstico. O tamanho do voxel e a exposição à radiação são os principais factores que afectam o ruído. Quando são selecionados tamanhos de voxel mais pequenos, a flutuação na distribuição dos fotões de raios X no detetor aumenta e menos raios X (sinal) chegam aos elementos do detetor. (Figura 21)[25]

Artefactos: Os artefactos são falhas numa imagem que não estão relacionadas com o objeto examinado. Os aparelhos de TCFC são susceptíveis a artefactos causados pela aquisição de imagens (por exemplo, endurecimento do feixe, produzindo estrias de dispersão e bandas escuras) (figura 22), artefactos relacionados com o doente (por exemplo, movimento do doente que leva à falta de nitidez) (figura 23), o próprio aparelho (por exemplo, artefactos em anel) ou a geometria de projeção do feixe (por exemplo, periferia distorcida).[25]

Artefactos metálicos: Nas imagens de CBCT, o feixe de raios X tem uma energia média de quilovolt (pico) inferior, pelo que o artefacto metálico é mais pronunciado.

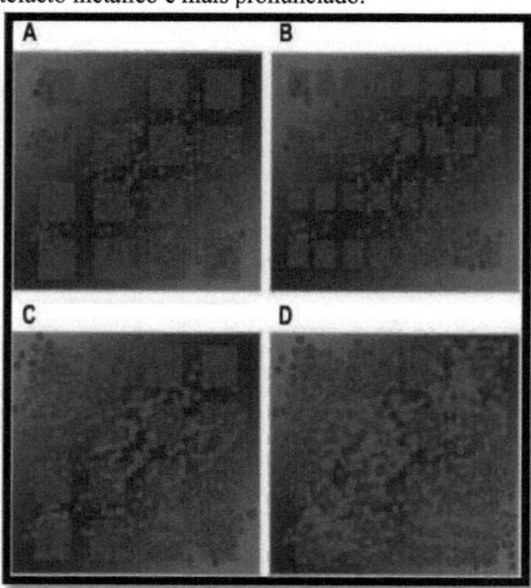

Figura 21: Supondo que esta série de imagens representa uma vista ampliada de uma pequena área do detetor de um scanner de CBCT. Os quadrados azuis são os elementos sensíveis do detetor, que convertem o sinal de raios X numa tensão proporcional à energia dos raios X (pontos vermelhos) que os atinge. (A) Os pontos vermelhos representam os fotões de raios X, com atenuação variável, que são recolhidos pelos elementos do detetor. Note-se a distribuição aleatória dos fotões na superfície do detetor. Esta distribuição não homogénea dá origem ao ruído da imagem. (B) Quando o tamanho do voxel é reduzido (ou seja, os elementos detectores são de menor dimensão), a mesma distribuição de fotões que em (A) aumenta a falta de homogeneidade e, consequentemente, o ruído. (C, D) O aumento gradual do número de fotões de raios X torna a sua distribuição no detetor mais uniforme e, consequentemente, controla (reduz) o ruído da imagem.

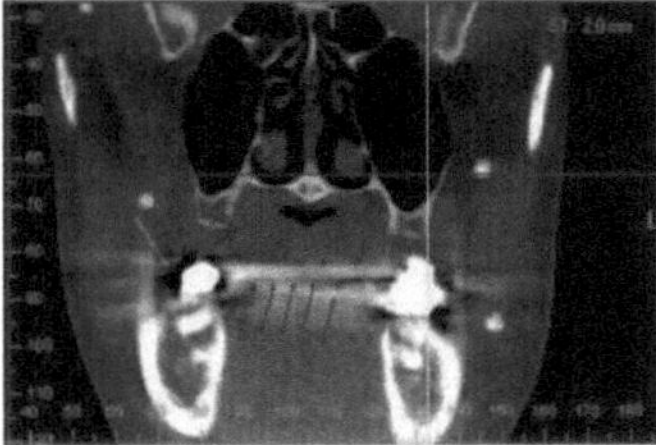

Figura 22: As estrias de alta densidade originadas pelo objeto metálico (setas vermelhas) são o artefacto metálico. Por vezes, o artefacto é tão grave que pode ser difícil identificar estruturas anatómicas vizinhas (por exemplo, dentes, etc.). A faixa escura em torno da estrutura de alta densidade (restauração neste caso), seta verde, é o artefacto de endurecimento do feixe

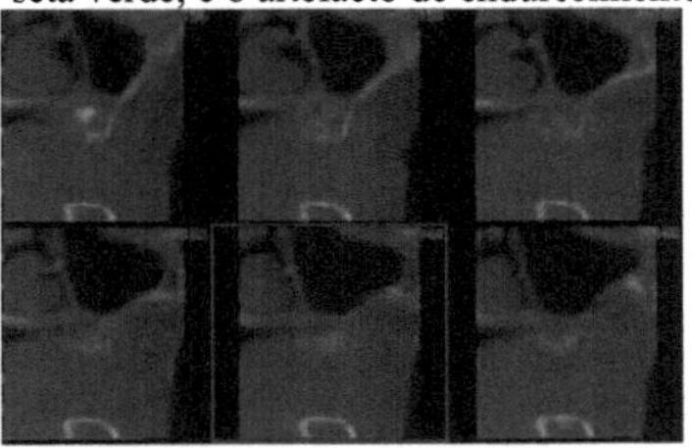

Figura 23: A margem dupla na crista do rebordo alveolar da arcada maxilar é causada pelo movimento do paciente durante o exame. Os exames de aquisição mais rápida e o hardware de estabilização reduziram significativamente a sua frequência de aparecimento

Correção de artefactos

A filtragem de raios X na fonte, a colimação do feixe e a filtragem de compensação constituem métodos diretos de redução da dispersão. A filtragem na fonte pode ser conseguida através da aplicação de um filtro de alumínio para remover uniformemente os fotões de baixa energia do feixe de raios X. A colimação do feixe elimina os fotões fora do campo de visão pretendido (FOV), reduzindo a contribuição da dispersão periférica para a SPR no FOV. (Figura 24)[32]

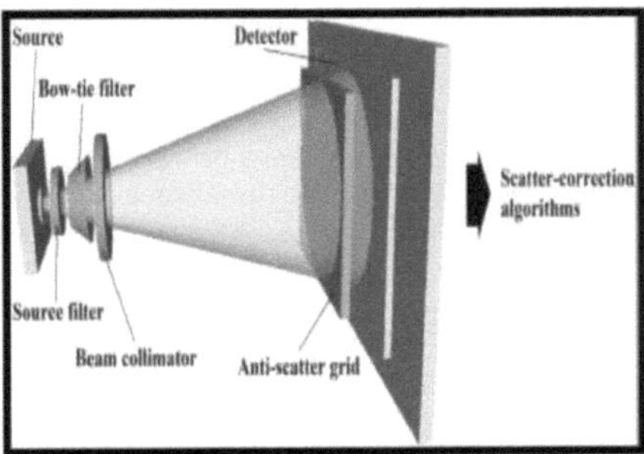

Figura 24: Representação esquemática dos métodos para reduzir e subtrair a dispersão de raios X da influência total dos fotões no detetor. Os métodos estão representados numa série e incluem a filtragem da fonte, a filtragem de compensação (filtro de laço), a colimação do feixe, as grelhas anti-dispersão e os algoritmos de pré-processamento de subtração da dispersão.

Zambelli J et al (2007) realizaram um esquema simples para reduzir os artefactos de riscas em CBCT 4D. A imagem foi primeiro reconstruída utilizando todas as projecções disponíveis sem gating, em que as estruturas estáticas foram bem reconstruídas enquanto os objectos em movimento foram desfocados. Os artefactos de riscas de subamostragem das estruturas estáticas foram estimados a partir deste volume de imagem anterior e, em seguida, podem ser removidos das imagens de fase utilizando a reconstrução com gated. O método proposto foi validado utilizando simulações numéricas, dados experimentais de fantomas e dados de doentes. A fidelidade dos objectos fixos e em movimento foi mantida, enquanto se observaram grandes ganhos na redução do artefacto de riscas. Os resultados mostraram que os artefactos de estrias foram reduzidos em 60% a 70% com a reconstrução 4D convencional.[38]

Zhu L et al (2009) realizaram um estudo para investigar o papel do ruído de alta frequência na imagem de projeção CB após a correção da dispersão e para fornecer uma solução prática para a supressão do ruído em imagens reconstruídas com correção da dispersão. Analisaram as propriedades do ruído na projeção após a correção da dispersão e propuseram a utilização de um método penalizado de mínimos quadrados ponderados (PWLS) para reduzir o ruído nas imagens reconstruídas. Os resultados mostraram que o algoritmo proposto reduziu ainda mais o erro de reconstrução numa imagem corrigida por dispersão de 10,6 para 1,7% e aumentou a relação contraste/ruído por um fator de 3,6. A melhoria significativa da qualidade da imagem é também demonstrada nos resultados num fantoma antropomórfico, em que o nível de ruído global é reduzido e os artefactos locais de riscas à volta dos ossos são suprimidos.[39]

Zhu L et al (2009) realizaram um estudo para desenvolver um método eficaz de correção da dispersão para a TCFC, a fim de facilitar a utilização da TCFC na radioterapia. O principal objetivo era obter a distribuição da dispersão com os dados de projeção da TCFC em tratamento para a subtração da dispersão. Foi utilizada uma CBCT parcialmente bloqueada para extrair a distribuição de dispersão. O bloqueador do feixe de raios X tinha um padrão de faixas, de modo a que o volume parcial pudesse ser reconstruído com precisão e a distribuição de dispersão em todo o campo pudesse ser estimada a partir dos sinais detectados nas regiões de sombra utilizando interpolação/extrapolação. Nos exames subsequentes, a transformação do doente foi determinada utilizando um registo rígido do CBCT convencional e do CBCT parcial anterior. A partir da transformação do doente derivada, a dispersão medida foi então modificada para adaptar a nova geometria do doente em tratamento para correção da dispersão. O método proposto foi avaliado através de uma experiência física num sistema clínico de CBCT. Os resultados mostraram que o método melhorou significativamente o contraste dos tecidos moles da TCFC, o que permite aos médicos tomar melhores decisões clínicas, e que o aumento da precisão da unidade Hounsfield pode melhorar significativamente a precisão da reconstrução da dose utilizando imagens de TCFC, o que torna o planeamento do tratamento utilizando imagens de TCFC uma opção viável.[40]

Liu F et al (2010) realizaram um estudo para corrigir artefactos de movimento induzidos pela respiração em exames de CBCT de 1 min. Exames de CBCT aplicáveis ao tórax e ao abdómen, utilizando um modelo de movimento adaptado ao doente a partir de um conjunto de imagens correlacionadas com a respiração. A adaptação do modelo consistiu no registo não rígido de imagens que mapeia cada imagem para uma imagem de referência no conjunto correlacionado com a respiração, seguido de uma análise de componentes principais para reduzir os erros no registo não rígido. O modelo parametrizou o campo de deformação em termos de substituto observado (diafragma ou marcador implantado), posição e movimento (inalação ou exalação) entre as imagens. No tórax, o modelo foi obtido a partir das mesmas imagens de CBCT que deviam ser corrigidas em termos de movimento, ao passo que no abdómen, o modelo utilizou imagens de TC correlacionadas com a respiração, adquiridas antes da sessão de tratamento.

Issa Ibraheem (2012) afirmou que a TCFC tem muitas vantagens, tais como menos limitações do feixe de raios X e um tempo de exame rápido. Contudo, nas imagens de CBCT, o feixe de raios X tem uma energia média de quilovolt (pico) inferior, pelo que o artefacto metálico é mais pronunciado. A segmentação automática da imagem foi utilizada para substituir os pixéis no interior do objeto metálico pelos pixéis do limite. Neste artigo, o autor apresentou um método, baseado na área morfológica e no pixel opera para reduzir os artefactos metálicos em CBCT. Os artefactos fazem com que os tecidos moles apareçam como ossos ou dentes na reconstrução 3-D. Uma vez que os dados das imagens construídas são corrompidos por estes artefactos metálicos, a análise qualitativa e quantitativa das imagens de TCFC é essencial.[42]

Filtragem de compensação: O filtro bow tie ou wedge é o filtro de compensação prototípico utilizado nos sistemas de CBCT. Modula o perfil do feixe aumentando a densidade de fotões no centro do cone e reduzindo a densidade na periferia. Graham et al. conseguiram demonstrar uma redução de mais de 50% na dispersão com a implementação de filtros de cobre tipo "bow tie".

Grelhas anti-dispersão: Representa um método alternativo de redução direta da dispersão. Foi observada uma redução tanto do artefacto de cupping como da dispersão global. Siewerdsen et al avaliaram as grelhas antidifusão num sistema de CBCT acoplado a um acelerador linear e concluíram que a qualidade da imagem e a CNR melhoravam apenas em situações de elevada dispersão, como um FOV grande que cobrisse um local anatómico grande ou em situações de entrada quântica limitada, como uma dose elevada ou uma dose baixa de 32

resolução espacial.

Algoritmos de correção da dispersão: Foram estudadas várias abordagens, incluindo simulações de Monte Carlo, técnicas baseadas em bloqueadores ou de paragem do feixe, cálculos analíticos e estimativa da sombra do colimador. A simulação de Monte Carlo prevê a dispersão com base num modelo de densidade de voxel de todo o volume de tecido adquirido durante o pré-processamento.[32]

Morant et al (2012) desenvolveram uma simulação de Monte Carlo para calcular a dose absorvida e aplicaram-na a aplicações dentárias com um sistema de TC de feixe cónico i-CAT. Para validar o método, foi efectuada uma comparação entre os valores de dose calculados e medidos para dois protocolos clínicos diferentes. Para simular a exposição aos raios X, foi aplicada uma aplicação de software baseada no pacote EGS4. Em conclusão, o programa de simulação MC concebido pode ser uma ferramenta robusta para otimizar protocolos e estimar as doses nos pacientes para unidades de TCFC em radiologia dentária, oral e maxilofacial.[43]

Resolução temporal: A resolução temporal refere-se à capacidade de um sistema de imagiologia para discriminar dados de projeção adquiridos sequencialmente, separados por pequenos intervalos de tempo. Com uma resolução temporal mais elevada, podem ser adquiridos mais conjuntos de dados de projeção ao longo de um intervalo fixo de rotação da gantry, melhorando assim a resolução do contraste. Uma resolução temporal limitada conduz a efeitos de imagem fantasma e "after-glow" ou efeitos de memória, bem como a artefactos de riscas, que degradam a qualidade da imagem e prejudicam a detetabilidade de baixo contraste. A subtração de uma fração da imagem anterior durante o pré-processessamento pode ajudar a minimizar este efeito.[32]

DOSE DE RADIAÇÃO

A TCFC, que utiliza radiações ionizantes, tem um importante problema de segurança do doente. No caso da TCFC, os parâmetros de exposição e o FOV determinam a dose no doente.[25] O Comité Internacional de Proteção Radiológica (ICRP) é um grupo concebido para proteger e informar o público relativamente aos efeitos nocivos da radiação ionizante. Estabelece diretrizes para as comunidades médica e dentária para ajudar a minimizar os riscos para o público. Em 2007, o ICRP publicou um conjunto de diretrizes actualizadas sobre os limites de exposição aos raios X. As duas mensagens mais importantes deste conjunto de diretrizes são: 1. A exposição não ocupacional à radiação ionizante deve ser limitada a 1.000p.Sv por ano, 2. Deve ser utilizado um conjunto revisto de ponderações tecidulares (publicado como parte das diretrizes de 2007) no cálculo da dose efectiva de radiação ionizante.[44]

A dose absorvida, D, é a quantidade física básica de dose e é utilizada para todos os tipos de radiação ionizante. É definida como a energia média transmitida à matéria de massa pela radiação ionizante. A unidade SI da dose absorvida é J/kg e a sua designação especial é gray (Gy). A quantidade de proteção equivalente à dose num órgão ou tecido, HT, é definida por

$$H_T = \sum_R W_R D_{T,R}$$

em que DT,R é a dose média absorvida no volume de um determinado órgão ou tecido T e WR é o fator de ponderação da radiação R. Os valores de WR são definidos em grande parte com base na eficácia biológica relativa das diferentes radiações.

O objetivo da medição da dose efectiva para vários exames radiográficos é comparar o risco radiológico de diferentes modalidades para um doente padrão com uma qualidade de imagem óptima.[45] (Tabela 1)[44]

Technique	Effective Dose, μSv, ICRP 1990 Tissue Weights	Effective Dose, μSv, ICRP 2007 Tissue Weights	Change in Effective Dose 1990-2007
Large FOV			
NewTom3G large FOV	42	68	62%
CB Mercuray facial FOV maximum quality	806	1073	33%
CB Mercuray facial FOV standard quality	464	569	23%
Next Generation i-CAT portrait mode	37	74	102%
Iluma standard	50	98	87%
Iluma ultra	252	498	97%
Average			61%
Medium FOV			
CB Mercuray panoramic FOV	264	560	112%
Classic i-CAT standard scan	29	69	137%
Next Generation i-CAT landscape mode	36	87	139%
Galileos default exposure	28	70	146%
Galileos maximum exposure	52	128	146%
Somatom 64 MDCT	453	860	90%
Somatom 64 MDCT w/ CARE Dose 4D	285	534	87%
Average			123%
Small FOV			
CB Mercuray FOV maxillary	196	407	161%
ProMax 3D small adult	151	488	224%
ProMax 3D large adult	303	652	222%
Praxion 3D standard exposure	48	189	167%
Praxion 3D high exposure	154	388	151%
Average			159%

ICRP, International Commission on Radiological Protection.

Quadro 1: Dose efectiva do exame radiográfico dento-alveolar e maxilofacial para dispositivos CBCT e MDCT. Comparação da ICRP 1990 e A tecnologia de CBCT permite que os tempos de exame variem, normalmente de 5,7 a 40 segundos, com uma dose de exposição normalmente entre 40 e 135 pSV, uma fração da dose de radiação de um exame de TC equivalente. Para efeitos de comparação, as doses efectivas de radiação absorvida para imagens dentárias são apresentadas na Tabela 2.[7]

O Instituto de Proteção contra as Radiações da Irlanda (RPII) estimou a dose global média de radiação per capita em 3 950pSv (microSieverts), ou aproximadamente 4mSv (miliSieverts).[46]

Película panorâmica	3-11 pS
Cefalograma lateral	5-7 pS
Cefalograma PA	5-7 pS
Película oclusal	5 pS
Série de boca inteira	30-80 pS
Série TMJ	20-30 pS
CBCT	18-135 pS

Quadro 2: Doses efectivas da imagiologia dentária

Ebba Helmrot e Anne Thilander-Klang demonstraram que os valores do produto kerma-área do ar (PKA) podem ser utilizados para monitorizar as doses de radiação utilizadas em todos os tipos de exames dentários, incluindo a TCFC e a TCMS. No entanto, para as técnicas de CBCT e MSCT, os métodos de estimativa da dose devem ser objeto de uma investigação mais aprofundada. Os valores registados poderiam ser utilizados para determinar doses padrão de diagnóstico e para estabelecer níveis de referência de diagnóstico para cada tipo de exame clínico e equipamento utilizado. Deveria também ser possível utilizar estes valores para a estimativa e documentação de doses de órgãos ou doses efectivas.[47]

Ludlow et al (2006): realizaram um estudo para fornecer medições comparativas da dose efectiva para três unidades de CBCT de grande campo de visão (FOV) disponíveis no mercado. Os TLD foram colocados em 24 locais ao longo das camadas da cabeça e do pescoço de um fantoma RANDO de crânio humano equivalente ao tecido. A dose ponderada de radiação para órgãos individuais foi somada e indicou que a dose de CBCT varia substancialmente em função do dispositivo, do FOV e de factores técnicos selecionados.

Lehmann et al (2007) relataram o comissionamento de um sistema de tomografia computadorizada (TC) de feixe cónico da Elekta em um dos primeiros locais dos EUA a instalar um sistema de acelerador "regular" e pronto para uso Elekta Synergy (Elekta, Estocolmo, Suécia). O comissionamento tinha seis elementos: (1) segurança do sistema, (2) precisão geométrica (concordância dos isocentros do feixe de megavoltagem e quilovoltagem), (3) qualidade da imagem, (4) precisão do registo e da correção, (5) dose para o doente e estabilidade dosimétrica e (6) procedimentos de garantia de qualidade. Utilizando um fantoma de crânio movido com precisão, verificou-se que o algoritmo de reconstrução e alinhamento tem uma precisão de 1 mm e 1 grau em cada dimensão. Dos 12 pontos de medição que abrangem um volume de 9*9x15 cm num fantoma Rando (The Phantom Laboratory, Salem, NY), a concordância média nas coordenadas x, y e z foi de 0,10 mm, -0,12 mm e 0,22 mm [desvios-padrão (DPs): 0,21 mm, 0,55 mm, 0,21 mm; maiores desvios: 0,6 mm, 1,0 mm, 0,5 mm], respetivamente. O maior desvio para o componente y pode ser parcialmente atribuído à espessura do corte de TC de 1 mm nessa direção. A dose para o doente depende das definições da máquina 49 e da geometria do doente.

Suomalainen et al (2008) realizaram um estudo com o objetivo de avaliar a precisão das medições lineares obtidas com CBCT dentária e TC multislice, alterando as doses de radiação, utilizando como modelo o planeamento pré-operatório da colocação de implantes orais. A mandíbula de um cadáver humano foi examinada em duas áreas edêntulas e uma área dentada utilizando TCFC e TCMS. As fatias foram micrografadas e utilizadas como padrão de ouro para as medições de cada secção. Neste estudo, foi possível obter uma redução considerável da dose de radiação com exames de MSCT de baixa dose sem uma perda significativa da precisão das medições.[50]

Pauwels et al (2012) realizaram um estudo utilizando dois fantomas antropomórficos de radioterapia da Alderson para estimar a dose absorvida pelo órgão e a dose efectiva para uma vasta gama de scanners de tomografia computorizada de feixe cónico, utilizando diferentes protocolos de exposição e geometrias. As medições foram efectuadas em 14 aparelhos de CBCT. Os resultados mostram que é necessário distinguir entre tomógrafos e protocolos de TCFC pequenos, médios e grandes, uma vez que são aplicados a diferentes grupos de indicações, estando a dose recebida fortemente relacionada com o tamanho do campo. A dose efectiva para diferentes dispositivos de CBCT apresentou uma variação de 20 vezes. Os resultados do presente estudo indicam que a otimização da dose deve ser efectuada através de uma seleção adequada dos parâmetros de exposição e do tamanho do campo, dependendo dos requisitos de diagnóstico.[21]

Ping et al (2012): Estudaram a influência do tamanho e da geometria do doente na unidade Hounsfield da CBCT e a precisão da calibração da unidade Hounsfield em relação à densidade de electrões, utilizando o método de mapeamento HU-ED específico do doente para o cálculo da dose. Foram registados dois casos clínicos, nomeadamente um caso de carcinoma nasofaríngeo e um caso de próstata, de 4 doentes com diferentes tamanhos e geometrias, para avaliar o impacto do tamanho e da geometria na unidade Hounsfield de TCFC. Os dados revelaram que existe uma elevada dependência da HU em relação ao tamanho e à geometria do doente; assim, a utilização de uma curva de calibração HU-ED de CBCT feita com um tamanho e uma geometria não será exacta para utilização com um doente de tamanho e geometria diferentes.[51]

Akyalcin et al (2013): realizaram um estudo para medir a dose superficial na pele de vários scanners de CBCT utilizando dosímetros pontuais. O fantoma foi digitalizado utilizando vários protocolos de exposição para avaliação craniofacial em três unidades de CBCT diferentes e um sistema de imagiologia de raios X convencional. Concluíram que o pico de dose cutânea e as doses superficiais ao nível do cristalino, da tiroide e das glândulas salivares, medidos a partir dos sistemas de imagiologia CBCT, eram inferiores aos limiares para induzir efeitos determinísticos.[52]

ALARA é o acrónimo de As Low As Reasonably Achievable (tão baixo quanto razoavelmente possível) e é um princípio fundamental para a radiologia de diagnóstico. A minimização da dose pode ser conseguida (1) seguindo critérios adequados de seleção de radiografias após a recolha do historial do doente e, em seguida, a avaliação clínica por um profissional de saúde adequado; (2) utilizando pessoal devidamente formado e credenciado para efetuar exposições radiográficas mediante a prescrição de um profissional de saúde licenciado; (3) utilizando factores técnicos optimizados, incluindo a geometria de projeção do feixe, a energia do feixe, a colimação e a filtragem; e (4) utilizando o detetor de raios X mais rápido possível para obter uma imagem radiográfica com uma qualidade de diagnóstico adequada.[53]

APLICAÇÕES DO CBCT

Grondahl (2007), num estudo, relatou a frequência de utilização da TCFC entre diferentes especialidades orais. Os seus resultados mostraram que a utilização da TCFC foi máxima em implantologia (40%), cirurgia oral (19%), ortodontia (19%), endodontia (17%), otorrinolaringologia, ou seja, ORL (2%), articulação temporomandibular (1%) e outras investigações como forense, periodontologia e investigação (2%).[54]

Casselman et al. (2009) efectuaram um estudo para rever a literatura sobre a TCFC. Foi efectuada uma pesquisa na PUBMED (National Library of Medicine, NCBI; revista em 1 de dezembro de 2007) de 1998 a dezembro de 2007. Esta pesquisa revelou 375 artigos, que foram analisados em pormenor. 176 artigos eram clinicamente relevantes e foram analisados em pormenor. A TCFC é utilizada na cirurgia de OMF e na ortodontia para inúmeras aplicações clínicas, particularmente pelo seu baixo custo, fácil acessibilidade e baixa radiação em comparação com a tomografia computadorizada multi-slice. Os resultados mostraram que há falta de dados baseados em evidências sobre a dose de radiação para imagens de TCFC.[55]

Almari et al. (2012) realizaram uma pesquisa bibliográfica através do PubMed para artigos publicados entre 1 de janeiro de 1998 e 15 de junho de 2010. Eles relataram que, dos 129 artigos relacionados à TCFC, 34 (26,3%) estavam relacionados à cirurgia oral e maxilofacial, 33 (25,6%) à endodontia, 21 (16,3%) à implantodontia, 15 (11,6%) à ortodontia, 12 (9,3%) à odontologia geral, 7 (5,4%) às articulações temporomandibulares (ATMs), 6 (4,65%) à periodontia e 1 (0,8%) à odontologia forense (figura 25).[19]

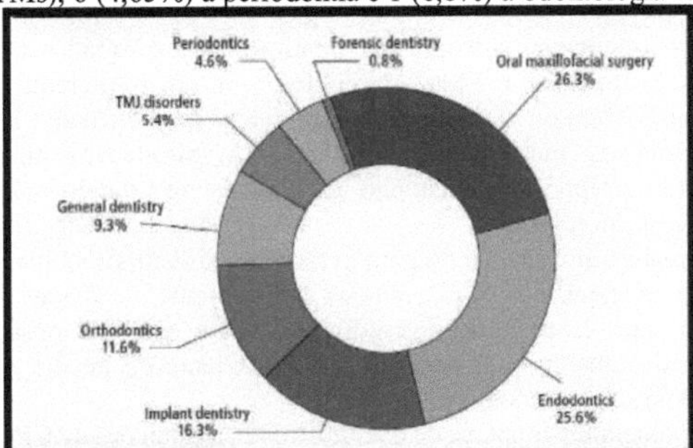

Figura 25: Resumo dos artigos relacionados com a aplicação de CBCT de acordo com a especialidade dentária

Aplicações em otorrinolaringologia

Recentemente, melhorias significativas e o aparecimento de certas vantagens intrínsecas alteraram consideravelmente o panorama, não só no que diz respeito à imagiologia dentomaxilar, mas também à exploração do seio e do osso petroso. A imagiologia de feixe cónico tornar-se-á, num futuro próximo, o exame de referência na avaliação dos seios paranasais. (figura 26) e também, esta técnica, pelo menos utilizando os aparelhos mais potentes, parece muito prometedora na exploração da patologia do ouvido. As primeiras aplicações em otites crónicas, displasias, deformações e traumatismos têm sido encorajadoras. A sua baixa sensibilidade aos artefactos metálicos torna-a a técnica de eleição no seguimento dos implantes cocleares.[56]

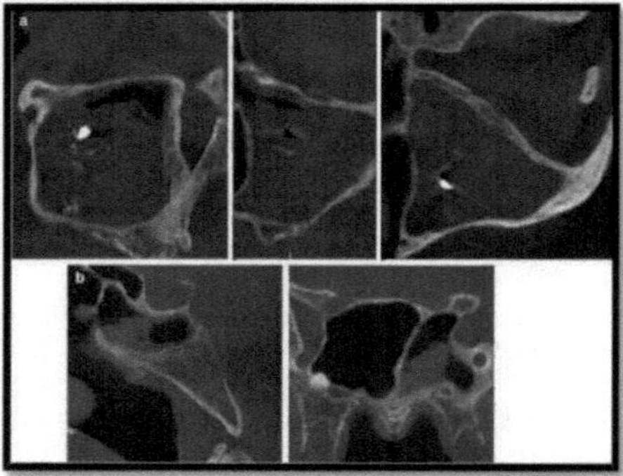

Figura 26: a: Sinusite fúngica com enxerto de aspergillus manifestando-se como filamentos calcificados ao redor de fragmento de massa de preenchimento dentário no seio maxilar esquerdo. b: Opacidade do seio esfenoidal esquerdo com aspeto de bola fúngica, apesar da ausência de calcificação. Diagnóstico confirmado no intra-operatório. Cortes coronal e sagital.

Aplicações em odontologia forense

A estimativa da idade dentária é importante tanto no trabalho forense como clínico. A radiografia é normalmente utilizada na estimativa da idade dentária. Podem distinguir-se dois períodos para a estimativa da idade dentária: o primeiro quando os dentes se estão a desenvolver nos maxilares e o segundo quando todos os dentes estão completamente formados.[57]

Hashimoto et al. (2003) realizaram um estudo para comparar um novo aparelho de tomografia computorizada de feixe cónico limitado para uso dentário (3DX) com o aparelho de TC multidetectores no que diz respeito à qualidade da imagem e às doses na pele. As imagens do incisivo central maxilar direito e do primeiro molar mandibular esquerdo de um fantoma antropomórfico foram obtidas tanto com o 3DX como com a TC multidetectores. Foi utilizado um método de 5 pontos para avaliar a representação do osso cortical e esponjoso, esmalte, dentina, cavidade pulpar, espaço do ligamento periodontal, lâmina dura e impressões gerais. Concluíram que a qualidade da imagem do 3DX era melhor do que a da TC multidetectores para todos os parâmetros (P<0,01)[58]

Yang F et al (2006) efectuaram um estudo com o objetivo de estabelecer uma correlação entre a idade cronológica de um determinado indivíduo e o rácio polpa/volume dentário de um dos dentes. Vinte e oito dentes de raiz única de 19 indivíduos com idade cronológica conhecida foram digitalizados por CBCT. As imagens foram analisadas utilizando um software personalizado. Os resultados mostraram uma correlação moderada entre o volume da polpa/dente e a idade biológica, com um coeficiente de determinação de 0,29. Afirmaram que as técnicas que foram ou estão a ser desenvolvidas para estimar a idade em indivíduos vivos se baseiam sobretudo em imagens radiológicas dos dentes. A introdução clínica da CBCT cria novas oportunidades para obter radiografias tridimensionais dos dentes, resultando numa qualidade de imagem razoável com uma dose de radiação reduzida.[59]

Star H et al (2010) realizaram um estudo para gerar a polpa dentária humana e os volumes dentários correspondentes a partir de imagens de TCFC obtidas clinicamente de dentes mono-radiculares e para relacionar o seu rácio com a idade cronológica dos indivíduos. Os resultados mostraram que a variabilidade na idade explicada pelo rácio polpa/volume dentário é independente do género e a mais elevada para os incisivos, seguida dos pré-molares e caninos.[60]

Maret et al (2011) colocaram a hipótese de que, utilizando aquisições de CBCT, a análise de regressão múltipla, incluindo a medição volumétrica quantitativa de várias partes de cada dente, pode ser útil para determinar variáveis significativas para a estimativa da idade dentária em indivíduos vivos.[57]

Aplicações em patologia oral e maxilofacial

A tecnologia CBCT permite ao médico dentista avaliar virtualmente e de imediato os pacientes relativamente a uma grande variedade de doenças, desde traumatismos e infecções dentárias e dos maxilares, edentulismo (avaliação óssea quantitativa e qualitativa para implantes dentários), patologia óssea da articulação temporomandibular, dentes impactados e supranumerários, deformidades congénitas e de desenvolvimento dos maxilares, lesões endodônticas dentárias e patologia oral e maxilofacial.[61]

Guttenberg (2008) afirmou que não há melhor forma de ilustrar a utilidade da tomografia computorizada de feixe cónico do que demonstrar uma grande variedade de casos de patologia oral e maxilofacial em que a sua utilização auxilia o diagnóstico e ajuda a orientar o tratamento.[61]

Palomo et al. efectuaram uma pesquisa da literatura dentária revista por pares de 1966 a 2006, utilizando a Medline e a PubMed. Verificaram que centros como a Case Western Reserve University e a Loma Linda University, entre outros nos Estados Unidos, começaram a adotar a imagiologia por TCFC nos procedimentos de exame dentário de rotina. Achados preliminares, não relatados, sugerem que a incidência de anormalidades orais, ou seja, cistos, dentes ectópicos e dentes supranumerários, é maior do que se suspeitava anteriormente. (figura 27)[62]

Ahmad M e Earl Freymiller (2010) afirmaram que os exames de TCFC são cada vez mais utilizados na avaliação da patologia óssea no esqueleto maxilofacial, por exemplo, quistos, tumores benignos e malignos, condições inflamatórias, perturbações dos seios paranasais e calcificações dos tecidos moles. Os exames de CBCT fornecem informações de diagnóstico superiores. Na maioria das necessidades de diagnóstico e planeamento cirúrgico maxilofacial ou de acompanhamento, os exames de TCFC podem substituir os exames de TC multidetectores. (Figura 28)[63]

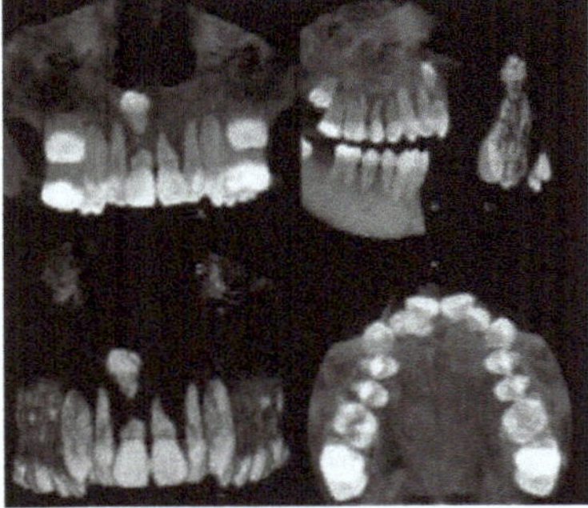

Figura 27: Imagens de TCFC de um paciente com um dente supranumerário impactado. (A) vista anterior da maxila no modo radiográfico; (B) vista da metade direita da maxila no modo radiográfico; (C) vista de superfície do segmento anterior direito da maxila; (D) vista anterior da maxila no modo de superfície; e (E) vista oclusal da maxila no modo radiográfico.

Shweel et al. (2013) compararam a precisão da TC de feixe cónico e da TC multidetectores (TCMD) na avaliação pré-operatória de quistos e tumores odontogénicos. O estudo prospetivo incluiu 24 pacientes na faixa etária de 5-45 anos. Foram submetidos a TC e TCFC e foi confirmado que tanto a TCFC como a TCMD eram idênticas na deteção da localização, dos limites e da estrutura interna das lesões examinadas.[64]

Aplicações em Ortodontia

A análise dos tecidos moles da face é uma parte importante do planeamento e avaliação do tratamento ortodôntico. A TCFC tornou-se uma ferramenta vital na avaliação de casos ortodônticos multidisciplinares que requerem planejamento cirúrgico.[65] Algumas das aplicações da TCFC estão listadas na tabela 3.[66]

Holberg C et al (2005) realizaram um estudo para investigar a qualidade e a precisão da TCFC na obtenção de imagens de estruturas dentárias e para a comparar com a qualidade de imagem produzida pela TC dentária. Os resultados mostraram que, em contraste com a TC dentária, os artefactos metálicos eram pouco aparentes na TCFC. Durante a obtenção de imagens por TCFC, o espaço do ligamento periodontal não pôde ser avaliado ou, se o foi, só o foi de forma deficiente em 86% dos dentes, enquanto que a percentagem foi de apenas 20% para a TC dentária.[67]

Silva M.A.G. et al (2008) realizaram um estudo para comparar as doses de radiação para imagens panorâmicas e cefalométricas convencionais com as doses de 2 unidades diferentes de CBCT e unidade de TC multi-slice na prática ortodôntica. Os resultados mostraram que a menor dose de órgão foi recebida pela glândula tiroide durante as imagens panorâmicas convencionais e cefalométricas laterais. A dose média mais elevada de órgão foi recebida pela pele do pescoço durante a TC multi-slice. A dose efectiva foi também mais baixa para o dispositivo panorâmico e cefalométrico lateral, e a mais elevada para a TC multi-slice. Estes resultados sugerem que, quando é necessária a obtenção de imagens tridimensionais na prática ortodôntica, deve ser efectuada uma TCFC em vez de uma imagem de TC.[68]

A TCFC é útil para avaliar o progresso e o resultado do tratamento em Ortopedia Dentofacial. Garrett et al. (2008) descobriram que a sobreposição de estruturas anatómicas pode ser contornada com a utilização de digitalizações 3D, pelo que as alterações esqueléticas e dentárias podem ser avaliadas com maior precisão. (figura 29)[66]

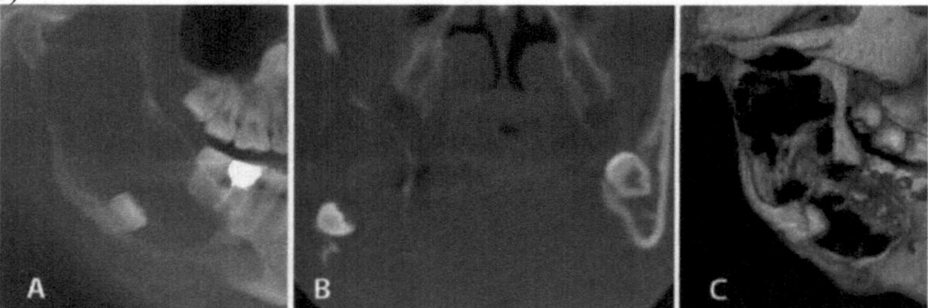

Figura 28: Ameloblastoma. Um homem de 18 anos de idade. Dados adquiridos com um aparelho de CBCT iCAT. As imagens são reformatadas no OnDemand 3-D, um software de terceiros. (a) Vista sagital da mandíbula direita mostrando uma grande lesão multilocular e deslocamento inferior do terceiro molar. (b) Secção coronal através do ângulo da mandíbula. Comparado com o lado esquerdo normal, o lado direito mostra expansão no aspeto vestibulolingual e na borda inferior da mandíbula. O terceiro molar encontra-se junto à placa cortical vestibular. (c) Reconstrução em 3D da área envolvida, mostrando o afinamento e a perfuração das placas corticais. As estruturas sobrepostas (vértebra, osso hioide) são subtraídas por segmentação.

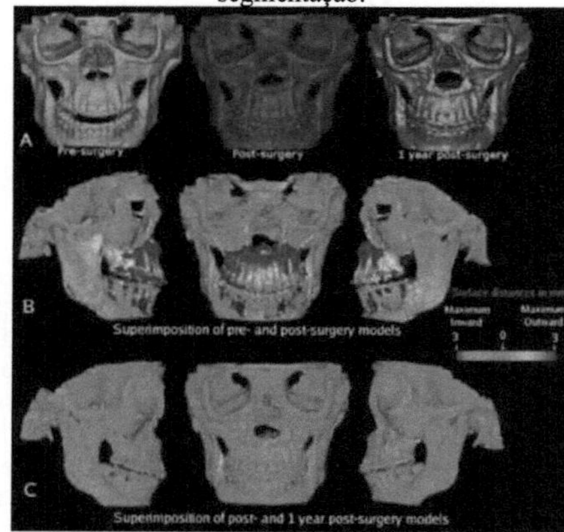

Figura 29: sobreposição ortognática com imagens de CBCT

Cattaneo et al. (2008) compararam as medidas cefalométricas efectuadas em cefalogramas convencionais com as efectuadas em imagens sintetizadas por TCFC. Três observadores digitalizaram pontos de referência usados para a análise de Bjork em cefalogramas laterais convencionais e em 2 conjuntos de cefalogramas sintetizados por TCFC (MIP e RayCast) de 34 pacientes. Os autores concluíram que os cefalogramas sintetizados por TCFC podem substituir com sucesso as películas convencionais da cabeça.[11]

Baumgaertel et al. (2009) investigaram a fiabilidade e a precisão das medições dentárias efectuadas em reconstruções de tomografia computorizada de feixe cónico (CBCT). Trinta crânios humanos foram digitalizados com CBCT dentária e foram geradas reconstruções tridimensionais das dentições. Dez medições (sobremordida, sobressaliência, larguras intermolares e intercaninos maxilares e mandibulares, comprimento da arcada disponível e comprimento da arcada necessário) foram efectuadas diretamente nas dentições dos crânios com um paquímetro digital de alta precisão e nas reconstruções digitais com software disponível no mercado. Os resultados foram altamente fiáveis e, por conseguinte, concluíram que as medições dentárias a partir de volumes de CBCT podem ser utilizadas para 69 análises quantitativas.

David L. Turpin (2010) apresentou um trabalho com o objetivo principal de desenvolver as orientações para os clínicos decidirem qual a técnica de imagem que será mais útil em condições ortodônticas específicas. O artigo centrou-se em todas as imagens, incluindo imagens tridimensionais e convencionais: radiografias cefalométricas, panorâmicas e intra-orais. Como o esforço para fornecer diretrizes adequadas para imagens de

CBCT continua internacionalmente, revisões preliminares da literatura ainda não suportam o uso universal desta tecnologia em todos os pacientes.[70]

Almeida et al. (2011) realizaram um estudo longitudinal prospetivo para avaliar as alterações 3D dos tecidos moles após a cirurgia de avanço mandibular. Foi efectuado o registo da base craniana para sobreposição de modelos virtuais construídos a partir de volumes de tomografia computorizada de feixe cónico (CBCT). Foram calculados os deslocamentos dos tecidos moles e duros do mento (n = 20), dos incisivos inferiores e do lábio inferior (n = 21), desde o pré-operatório até à remoção da tala (resultado cirúrgico de 4-6 semanas), desde o pré-operatório até 1 ano após a cirurgia (resultado cirúrgico de 1 ano) e desde a remoção da tala até 1 ano após a cirurgia (adaptação pós-cirúrgica). Este estudo sugere que a resposta do tecido mole 3D à cirurgia de avanço mandibular é marcadamente variável.[71]

Joshi et al. (2012) afirmaram que os exames de TCFC podem ser utilizados para avaliar de forma fiável a maturidade das vértebras cervicais, o que proporciona uma avaliação consistente da maturidade do esqueleto. (figura 30).[72]

Vizzotto et al. (2012) afirmaram que os cortes axiais de exames de TCFC 3D (Figura 31) fornecem pontos de tecidos moles que são derivados da projeção de áreas sombreadas, que são mais claramente visíveis em cortes axiais de TCFC em comparação com radiografias convencionais, melhorando assim a avaliação das vias aéreas.

Os pontos craniométricos ortodônticos fornecem informações críticas no diagnóstico por imagem e no planeamento do tratamento oral e maxilofacial. O Dent-landmark, definido como o processo odontoide do epistrofeu, é um dos pontos de referência fundamentais para a construção do plano de referência médio-sagital. **Cheng et al.** propuseram uma abordagem baseada na aprendizagem para detetar automaticamente o Dent-landmark nos dados dentários da tomografia computorizada de feixe cónico (CBCT) 3D.[74] As medições dentárias são uma parte integrante dos registos ortodônticos necessários para um diagnóstico e planeamento de tratamento adequados.

Aplicações na avaliação da articulação temporomandibular
A tomografia computorizada de feixe cónico permite obter imagens precisas da anatomia da ATM sem sobreposição e distorção. Os objectivos da imagiologia da ATM são avaliar a integridade das estruturas quando se suspeita de perturbações, confirmar a extensão e a fase de progressão das perturbações e avaliar os efeitos do tratamento.[9]

Honda et al. (2006) efectuaram um estudo em 52 doentes para determinar a segurança de uma técnica de punção guiada por imagem para investigação do espaço articular superior. Utilizaram ângulos e distâncias óptimos entre o local de punção e o ponto mais fino da fossa glenoide para penetrar no espaço articular superior. A punção da cavidade articular superior foi bem sucedida em 50 casos. Assim, concluíram que o exame de TCFC é necessário antes da punção da ATM e que a técnica de punção guiada por imagem é segura utilizando a TCFC.[75]

Situação ortodôntica	Aplicação de CBCT
DLag no s Ls	Avaliação das estruturas esqueléticas e dentárias - Relação esquelética dos maxilares * Sy m metry/asy m metry Avaliação 3D da posição e anatomia dos dentes impactados Avaliação do crescimento Análise da via aérea faríngea Avaliação do complexo da ATM em três dimensões Avaliação da fenda palatina

	Planeamento do tratamento de cirurgia ortognática em imagens 1:1 reais Planeamento para colocação de dispositivos de ancoragem temporária (DATs) Estimativa exacta do espaço necessário para dentes impactados não irrompidos Utilizado em associação com a tecnologia CAD- CAM para a construção de aparelhos ortodônticos. (Aparelho ortodôntico lingual)
Planeamento do tratamento	
Evolução do tratamento	Avaliação da ortopedia dento-facial Resultados dos enxertos ósseos alveolares em casos de fenda palatina Cirurgia ortognática sobreposição
Avaliação dos riscos	Investigação da parestesia associada à ortodontia* Avaliação da reabsorção radicular induzida pela ortodontia DTM pós-tratamento

Quadro 3: Aplicações da CBCT em ortodontia

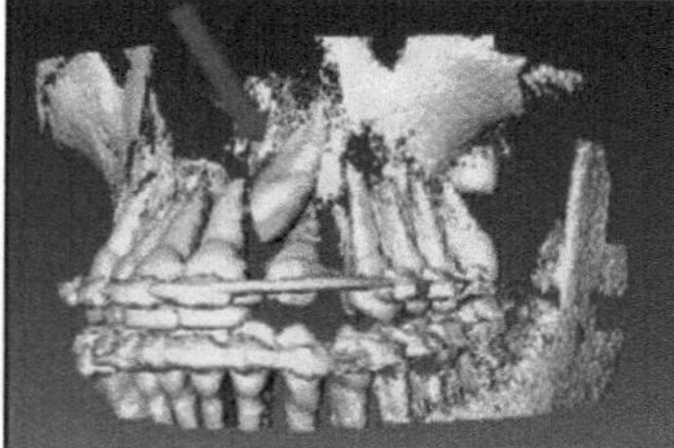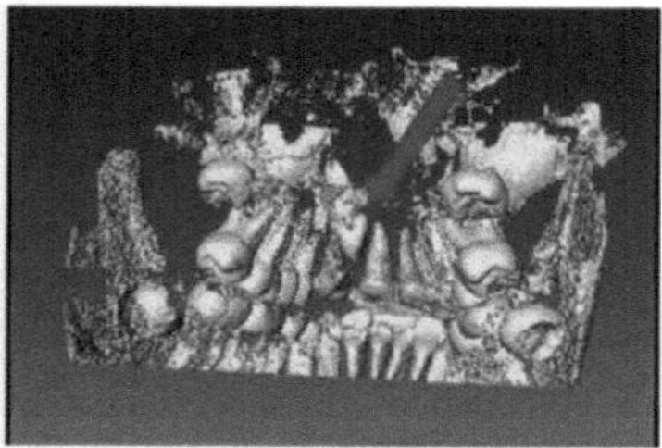

Figura 30: Imagem de CBCT de canino superior esquerdo impactado

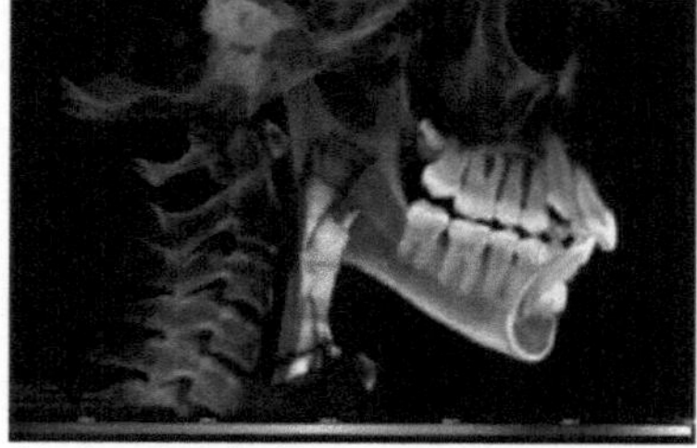

Figura 31 : Imagem de CBCT para análise das vias aéreas

Honey et al. (2007) compararam as imagens de TCFC do complexo da ATM com a radiografia panorâmica e as vistas tomográficas lineares e concluíram que as imagens de TCFC (Figura 32) eram mais precisas e demonstravam uma fiabilidade superior no diagnóstico de distúrbios da morfologia condilar e erosão.[76]

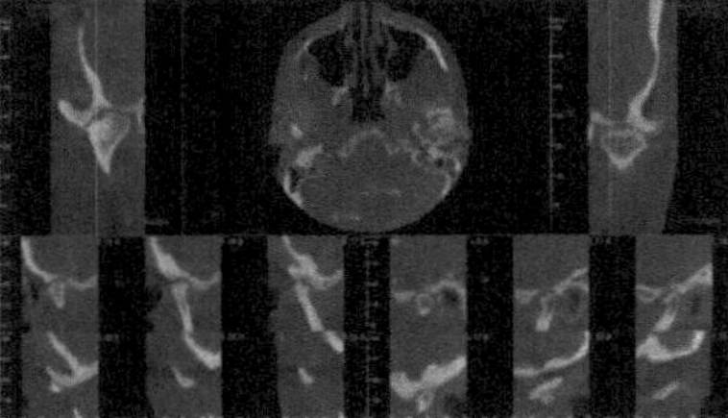

Figura 32: Imagem de CBCT mostrando a avaliação da anatomia condilar.

As imagens de TCFC proporcionam uma elevada qualidade de diagnóstico (Figura 33) com uma menor exposição do paciente à radiação.[62] A tomografia computorizada de feixe cónico (CBCT) é uma técnica em desenvolvimento que está a ser cada vez mais utilizada na imagiologia dentomaxilofacial devido às suas caraterísticas de alta resolução espacial e dose relativamente baixa. A investigação em imagiologia da ATM tem sido grandemente inspirada pelo advento da TCCB.[77] A hipoplasia dos côndilos é vista mais claramente nas imagens de TCFC. Tanto a imagem lateral como a coronal mostram um côndilo direito mais pequeno e mal formado (Figura 34a) em comparação com o côndilo esquerdo normal (Figura 34b).[78]

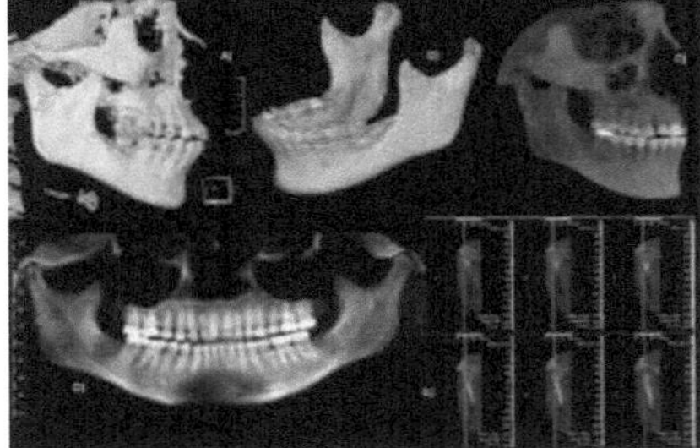

Figura 33 Diferentes vistas possíveis do complexo da ATM utilizando a TCFC, mostrando, neste caso, uma fratura. (A) e (B) modo de superfície mostrando a extensão da fratura; (C) modo radiográfico; (D) vista panorâmica; e (E) vista transversal no modo radiográfico.

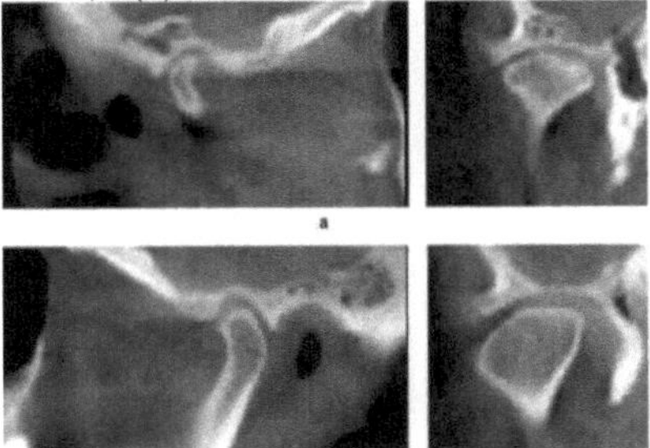

Figura 34 As vistas laterais e coronais centrais de boca fechada da articulação temporomandibular (a) direita e (b) esquerda mostram hipoplasia do côndilo direito

Aplicações em imagiologia dentomaxilofacial

Com o advento da tecnologia de TCFC, a aquisição de imagens transversais, que anteriormente era confiada a tomógrafos médicos, começou a ser efectuada nos consultórios dentários. A qualidade da imagem pode variar consideravelmente com a dose; as imagens adquiridas com uma maior exposição à radiação produzem frequentemente uma qualidade de imagem superior. (figura 35)[15]

Aplicações em Implantologia

As informações sobre a altura do osso, a largura regional, a espessura e morfologia do rebordo ósseo e a localização do canal do nervo alveolar inferior (se aplicável) são essenciais para a seleção do tamanho e comprimento corretos do implante dentário.[7] A utilização da terceira dimensão melhorou o sucesso clínico dos implantes e das próteses associadas, e conduziu a resultados mais exactos e estéticos.

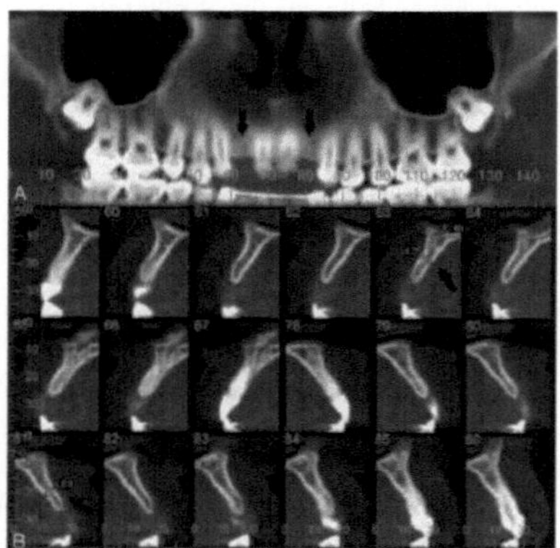

Figura 35: Exame de TCFC dentomaxilofacial sem contraste (iCAT) de um doente com ausência congénita dos incisivos laterais superiores (píxeis de 0,4 mm, 120 kVp, 18,66 mA). *A*, Vista panorâmica reconstruída da maxila demonstra a ausência bilateral dos incisivos laterais (*setas*). *B*, Vistas parassagitais/oblíquas sequenciais através do osso alveolar maxilar demonstram as localizações planeadas para os implantes (*setas*).

Peck JN et al (2008) afirmaram que a colocação de implantes através da utilização da TC e da CBCT ajudou drasticamente a melhorar a colocação de implantes. A TCFC reuniu, de facto, as considerações cirúrgicas e protéticas necessárias para satisfazer critérios estéticos, de restauração e protéticos, respeitando simultaneamente as estruturas anatómicas circundantes.[79]

Neal Patel (2010) ilustra a técnica de planeamento abrangente de implantologia dentária através da integração de dados de desenho assistido por computador/fabricação assistida por computador (CAD/CAM) e CBCT. A técnica inclui tratamento clínico com cirurgia guiada, incluindo a criação de uma restauração final com uma cerâmica de alta resistência (IPS e.max CAD, Ivoclar Vivadent, Amherst, N.Y.). O lançamento do software que integra

O CEREC Acquisition Center com Bluecam (Sirona Dental Systems, Charlotte, N.C.) CAD/CAM do lado da cadeira e imagens CBCT Galileos (Sirona Dental Systems) permite aos dentistas planear a colocação de implantes e realizar a implantologia dentária com maior precisão.[80]

A CBCT fornece ao clínico imagens mais precisas e exatas, proporcionando melhores informações pré-operatórias e ajudando, assim, a evitar problemas associados a qualquer cirurgia em locais próximos destas estruturas ou onde estejam presentes factores de comprometimento. (Tabela 4)[7]

Planeamento da posição exacta do implante
Elevação do seio maxilar
Osteogénese de distração intra-alveolar
Redução da altura vertical do osso
Redução da largura horizontal do osso
Variações anatómicas do nervo alveolar

Planeamento da posição exacta do implante
Preparação de modelos

Tabela 4: Planeamento do implante e considerações anatómicas

A literatura apoia a utilização da TCFC no planeamento do tratamento com implantes dentários, particularmente no que diz respeito a medições lineares, avaliação tridimensional da topografia do rebordo alveolar, proximidade de estruturas anatómicas vitais e fabrico de guias cirúrgicos.[81] (figura 36 a & b, 37)[7]

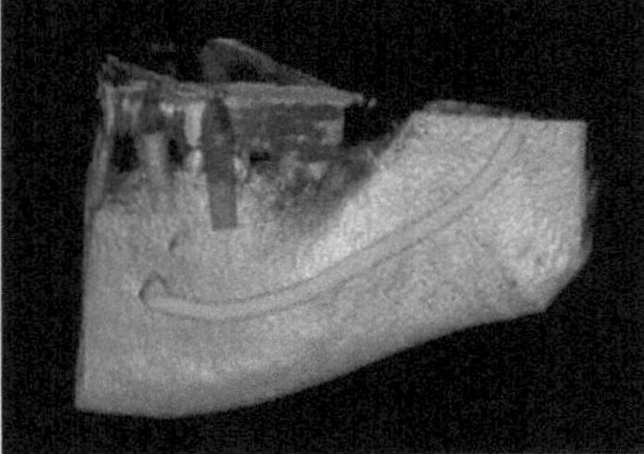

Fig. 36a: Desenho do canal para planeamento de implantes utilizando CBCT

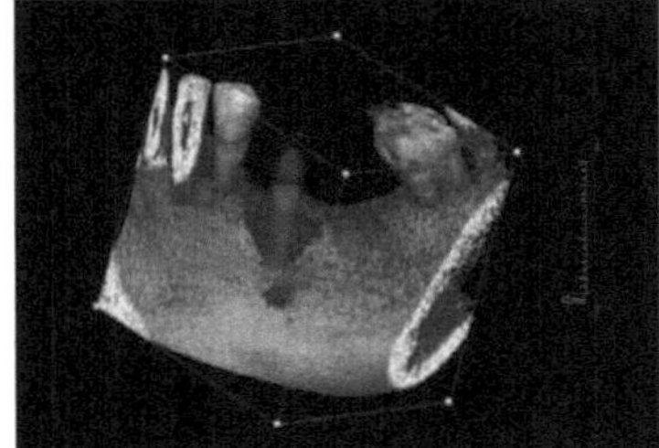

Fig. 36 b: Planeamento do tratamento com uma imagem seccional do implante

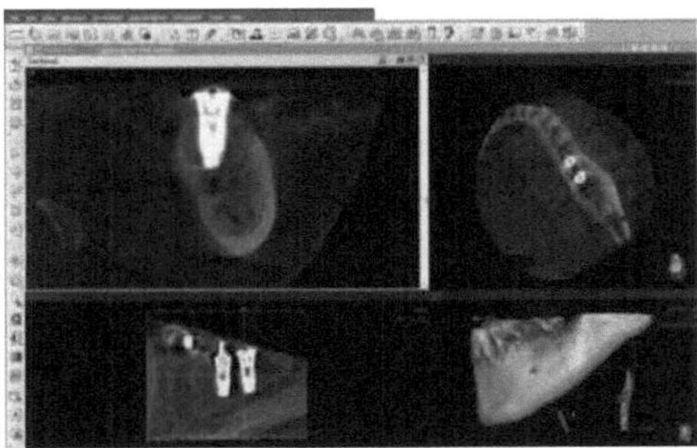

Fig. 37: Vista em corte transversal de um caso após a colocação do implante

Angelopoulos, Aghaloo (2011): A TCFC contribuiu para um planeamento mais preciso e proporcionou uma redução significativa das complicações. Permite um diagnóstico interativo, uma vez que o operador pode agora controlar a obtenção de informações de diagnóstico. Apesar dos progressos óbvios, não foram definidos critérios de seleção específicos para a avaliação pré-operatória do local do implante e para a avaliação pós-operatória do implante dentário. Por conseguinte, recomenda-se vivamente o cumprimento rigoroso das normas e diretrizes, um conhecimento sólido das aplicações e limitações desta tecnologia e precauções adequadas por parte dos doentes.[30]

Kyung-Seok Hu et al. (2012) determinaram a fiabilidade do planeamento pré-cirúrgico com base na utilização de dois tipos de imagens radiográficas (radiografia panorâmica digital [DPR] e tomografia computorizada de feixe cónico [CBCT]) por dentistas principiantes para colocar implantes, e para quantificar as diferenças nas medições entre imagens radiográficas e espécimes reais. Foram utilizados dez cadáveres frescos sem dentes posteriores e doze profissionais sem experiência em cirurgia de implantes realizaram cirurgias de implantes após 10 horas de instrução básica, utilizando um guia cirúrgico convencional baseado em CBCT ou DPR. Foram avaliados dois tipos de erros de medição: 1) o erro de medição pré-cirúrgico, definido como o erro entre as medições pré-cirúrgicas e pós-cirúrgicas em cada modalidade de análise radiográfica, e 2) o erro de medição entre a radiografia pós-cirúrgica e a amostra real. Concluíram que o planeamento pré-cirúrgico pode ser realizado com segurança utilizando a RPD na mandíbula; no entanto, o planeamento pré-cirúrgico utilizando a TCFC é recomendado na maxila quando é necessário avaliar uma estrutura numa localização vestibulolingual, uma vez que esta modalidade de imagem fornece informações vestibulolingues que não podem ser obtidas com a RPD.[82]

Orentlicher et al. (2012) referiram que as tecnologias de diagnóstico e planeamento de tratamento tridimensionais (3D) em implantologia criaram um ambiente para a abordagem de equipa ao planeamento e colocação de implantes dentários de acordo com um plano de tratamento orientado para a restauração. O software de implantes proprietário de terceiros e os instrumentos cirúrgicos associados, em combinação com as tecnologias de imagiologia 3D, revolucionaram o diagnóstico e o tratamento de implantes dentários.[17]

Um Subcomité de Documentos de Posição da Academia Americana de Radiologia Oral e Maxilofacial (AAOMR) analisou a literatura desde a declaração de posição original sobre os critérios de seleção para radiologia em implantologia dentária, publicada em 2000. Foram discutidas todas as modalidades planas actuais, incluindo intra-oral, panorâmica e cefalométrica, bem como a tomografia computorizada de feixe cónico (CBCT), juntamente com considerações sobre a dosimetria da radiação e a anatomia. Forneceram orientações clínicas baseadas na investigação e em consensos para os profissionais sobre a utilização adequada de modalidades de imagiologia específicas no planeamento do tratamento com implantes dentários. Especificamente, a AAOMR recomendou a utilização de imagens transversais para a avaliação de todos os locais de implantes dentários e que a CBCT é o método de imagem de eleição para obter esta informação.[83]

Dales A. Miles (2013) afirmou que a informação da tomografia computorizada de feixe cónico (CBCT) se tornou uma parte necessária do planeamento preciso de implantes. Embora ainda não seja o padrão de cuidados, os procedimentos de implantes que são orientados para a restauração já não podem ser efectuados com precisão suficiente com as modalidades de imagiologia convencionais. Os dentistas de estética, devido à natureza dos procedimentos exigentes que executam, irão descobrir que o planeamento e a execução de casos de implantes utilizando a CBCT se tornará a única forma de gerir os seus casos, tanto grandes como pequenos. No entanto, com esta precisão acrescida vem uma responsabilidade acrescida, uma vez que os volumes de dados da CBCT, independentemente do tamanho do campo de visão captado, exigem que os médicos se reeducem para poderem utilizar esta modalidade de imagiologia avançada. Além disso, irão deparar-se com muitos achados anatómicos e patológicos com os quais poderão não estar familiarizados. O processo de reeducação é necessário para reduzir o risco e a responsabilidade que advém da adoção desta fantástica tecnologia.[84]

Vandana Kumar e Keerthana Satheesh (2013) analisaram a literatura que descrevia o papel evolutivo da tomografia computorizada de feixe cónico no planeamento do tratamento com implantes dentários. A literatura apoiava a utilização da TCFC no planeamento do tratamento com implantes dentários, particularmente no que diz respeito a medições lineares, avaliação tridimensional da topografia do rebordo alveolar, proximidade de estruturas anatómicas vitais e fabrico de guias cirúrgicos. Apesar das limitações inerentes associadas às radiografias bidimensionais convencionais (2D), que continuam a ser a base para a avaliação dos pontos de referência anatómicos e da avaliação do local do implante, a TCFC deve ser considerada como uma alternativa de imagiologia nos casos em que se suspeite do recetor do implante projetado ou do(s) local(is) de aumento ósseo e a radiografia convencional possa não ser capaz de avaliar a verdadeira apresentação anatómica tridimensional regional.[81]

Avinash S Bindra (2014) apresentou uma técnica simples, registando a posição dos lábios do paciente durante o sorriso máximo para registo clínico e transferindo a linha de sorriso máximo do paciente para imagens de tomografia computorizada de feixe cónico (CBCT) para análise. A técnica pode ajudar os médicos a determinar com precisão a necessidade e a quantidade de redução óssea necessária em relação à linha de sorriso máxima e a colocar os implantes em posições óptimas.[85]

A imagiologia de diagnóstico dentário avançada, principalmente a CBCT, contribuiu para um planeamento muito mais preciso e proporcionou uma redução significativa das complicações.[30] A informação da tomografia computorizada de feixe cónico (CBCT) tornou-se uma parte necessária do planeamento preciso de implantes. Os dentistas de estética, devido à natureza dos procedimentos exactos que executam, irão descobrir que o planeamento e a execução de casos de implantes utilizando a TCFC se tornará a única forma de gerir os seus casos, tanto grandes como pequenos.[84]

Aplicações em Endodontia

A vantagem mais importante da TCFC na endodontia é o facto de demonstrar caraterísticas anatómicas em três dimensões que as imagens intra-orais e panorâmicas não conseguem.[33] A TCFC pode também revelar-se útil no diagnóstico de traumatismos dento-alveolares e de fracturas radiculares horizontais.[54]

Matherne RP et al (2007) efectuaram um estudo para investigar a utilização da tomografia de feixe cónico como ferramenta de diagnóstico para a identificação de sistemas de canais radiculares, quando comparada com imagens obtidas através de radiografia digital in vitro com dispositivo de acoplamento carregado (CCD) e placa de fósforo fotoestimulável (PSP). As avaliações de CBCT identificaram uma média de 3,58 SCRs por molar superior, 1,21 por pré-molar inferior e 1,5 por incisivo inferior. A avaliação das imagens CCD demonstrou um número médio de 1,0 RCSs por incisivo mandibular, 1 por primeiro pré-molar mandibular e 3,0 por molar maxilar. Os resultados mostraram que os métodos CCD ou PSP não conseguiram identificar pelo menos 1 RCS em aproximadamente 4 de 10 dentes, o que pode resultar num resultado de cicatrização menos ótimo se um RCS não identificado for deixado sem instrumentação ou sem obturação.[86]

Estrela et al (2008) realizaram um estudo para avaliar a precisão dos métodos de imagem na deteção da periodontite apical. Foram selecionados registos imagiológicos de uma amostra consecutiva de 888 exames imagiológicos de pacientes com infeção endodôntica (1508 dentes), incluindo TCFC e radiografias panorâmicas e periapicais. A análise estatística mostrou que a prevalência de periodontite apical foi maior com a TCFC.[87]

Scarfe et al. (2009) analisaram que a Tomografia Computorizada de Feixe Cónico (TCFC) é uma modalidade de diagnóstico por imagem que fornece representações tridimensionais (3D) precisas e de alta qualidade dos elementos ósseos do esqueleto maxilofacial. Estão disponíveis sistemas de TCFC que fornecem imagens de pequeno campo de visão a baixa dose com resolução espacial suficiente para aplicações em diagnóstico endodôntico, orientação de tratamento e avaliação pós-tratamento.[88]

A CBCT é também uma ferramenta fiável para a avaliação pré-cirúrgica da proximidade do dente às estruturas vitais adjacentes, do tamanho e extensão das lesões, bem como da anatomia e morfologia das raízes com medições muito precisas.[89] (figura 38)[90]

Em geral, a utilização da TCFC em endodontia deve limitar-se à avaliação e ao tratamento de condições endodônticas complexas, tais como

1. Identificação de anomalias do sistema de canais radiculares e determinação da curvatura radicular.
2. Diagnóstico de patose periapical dentária em pacientes que apresentam sinais e sintomas clínicos contraditórios ou inespecíficos, que têm sintomas mal localizados associados a um dente não tratado ou previamente tratado endodonticamente sem evidência de patose identificada por imagiologia convencional e em casos em que é necessária a sobreposição anatómica de raízes ou áreas do esqueleto maxilofacial para realizar procedimentos específicos.
3. Diagnóstico de pathosis de origem não endodôntica, a fim de determinar a extensão da lesão e o seu efeito nas estruturas circundantes.
4. Avaliação intra ou pós-operatória de complicações do tratamento endodôntico, tais como material de obturação do canal radicular excessivamente estendido, instrumentos endodônticos separados, identificação de canais calcificados e localização de perfurações.
5. Diagnóstico e tratamento de traumatismos dentoalveolares, especialmente fracturas radiculares, luxação e/ou deslocação de dentes e fracturas alveolares.
6. Localização e diferenciação da reabsorção radicular externa da interna ou da reabsorção cervical invasiva de outras condições, e determinação do tratamento e prognóstico adequados.
7. Planeamento pré-cirúrgico do caso para determinar a localização exacta do ápice/ápices radiculares e para avaliar a proximidade das estruturas anatómicas adjacentes.[33]

Em coortes retrospectivas e relatos de casos, a TCFC tem sido sugerida como superior às radiografias periapicais na caraterização de lesões periapicais lucentes, demonstrando de forma fiável a proximidade da lesão ao seio maxilar, o envolvimento da membrana sinusal e a localização da lesão relativamente ao canal mandibular. Eventualmente, poderá também haver um papel para a CBCT na deteção precoce de doença periapical, o que poderá levar a melhores resultados de tratamento endodôntico.

Rajput et al. (2013) relataram três casos e concentraram-se na utilização da TCFC no diagnóstico e tratamento de anomalias dentárias. O advento da TCFC tornou possível visualizar a dentição, o esqueleto maxilofacial e a relação das estruturas anatómicas em três dimensões. As imagens radiográficas são essenciais para o diagnóstico, o planeamento do tratamento e o acompanhamento em endodontia.[92]

Rajasekhara et al. (2014) relataram um caso e destacaram o tratamento endodôntico do segundo molar inferior com quatro raízes (duas mesiais e duas distais) com um canal em cada raiz e sua avaliação por tomografia computadorizada de feixe cônico (CBCT), que foi feita principalmente para avaliação pós-tratamento para diagnosticar complicações pós-endodônticas, ao mesmo tempo em que confirmou nosso diagnóstico radiográfico dessa variação. Isso também nos ajudou a retratar a anatomia dessa variação rara.

A TCFC é um grande avanço como método auxiliar para estabelecer o diagnóstico endodôntico. Em casos de dificuldade acrescida ou de complicações intra-operatórias, reabsorções radiculares, perfurações e fracturas radiculares, é prudente considerar a utilização da TCFC, devido ao seu valor diagnóstico e à exposição limitada à radiação.[94]

Aplicações em Pedodontia

Dhillon e Kalra (2013) analisaram o facto de a principal aplicação da TCFC em crianças ter sido no domínio da ortodontia. No entanto, com o desenvolvimento de software mais recente, pode tornar-se possível diagnosticar cáries, determinar o resultado do tratamento e fornecer imagens em tempo real em casos cirúrgicos. Também pode ser utilizada de forma semelhante à dos adultos para determinar a morfologia da raiz, diagnosticar situações clínicas complexas, como fracturas radiculares, e facilitar a recuperação de instrumentos partidos do canal.[95]

Nematolahi et al. (2013) relataram um caso de um odontoma composto que causou a erupção tardia do incisivo central superior direito numa menina de dez anos de idade, com achados clínicos e radiográficos. Após a realização de uma tomografia computadorizada de feixe cónico (CBCT), foi diagnosticado um odontoma composto associado ao aspeto vestibular do incisivo central superior direito impactado, que foi removido por excisão local simples sob anestesia local. A remoção do odontoma foi seguida pela erupção forçada do incisivo central impactado. Após três meses, o dente voltou à sua posição original.[96]

Aplicações em Periodontia

A TCFC pode ser utilizada para avaliar uma descrição morfológica pormenorizada do osso, uma vez que provou ser exacta com margens de erro mínimas. A CBCT pode ser utilizada para detetar defeitos bucais e linguais. Com a TCFC, os defeitos intra-ósseos podem ser medidos com precisão e a deiscência, os defeitos de fenestração e os quistos periodontais podem ser avaliados. A CBCT também provou a sua superioridade na avaliação do resultado da terapia periodontal regenerativa.[89]

No seu resumo de 2004 dos métodos de imagiologia periodontal em Periodontologia, Mol afirma: "Surgiram relativamente poucas tecnologias para responder às necessidades críticas do diagnóstico periodontal". A maioria dos estudos que investigam a aplicação de imagens de CBCT ao estado do osso periodontal são in vitro, embora alguns sejam in vivo, com unidades de CBCT de volume total ou de volume limitado. (figura 38)[90]

Misch K et al (2007) efectuaram um estudo para comparar as medições de defeitos periodontais por TCFC com os métodos tradicionais. Os resultados mostraram que as medições lineares dos defeitos não revelaram diferenças estatisticamente significativas entre a sondagem óssea, a radiografia e a TCFC. Registou-se uma diferença significativa mais elevada quando se compararam as medições interproximais isoladas utilizando uma sonda versus o paquímetro (P<0,001), mas nenhuma diferença significativa para a TCFC ou a radiografia.[97]

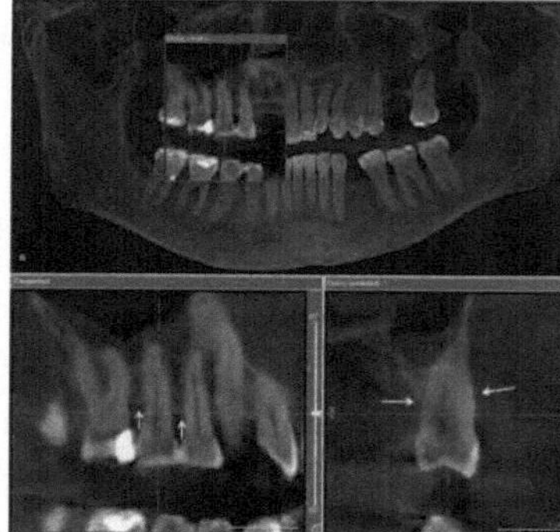

Figura 38: Representação tridimensional da perda óssea periodontal ao redor de um dente segundo pré-molar superior. As setas indicam a extensão da perda óssea nos aspetos facial, palatino, mesial e distal do dente. Estas imagens de 300 mm foram obtidas com o sistema Sirona Galileos CBCT (Sirona Dental Systems, Bensheim, Alemanha).

M Noujeim et al (2008) realizaram um estudo para avaliar a precisão da TC de feixe cónico de alta resolução e volume limitado na deteção de perda óssea periodontal. Foram criadas 163 lesões periodontais simuladas de diferentes profundidades em hemimamdibles humanos secos. Os espécimes foram visualizados utilizando a técnica de paralelismo intra-oral e a TCFC de volume limitado. Os resultados foram apresentados como as áreas individuais da curva de caraterísticas de funcionamento do recetor para cada uma das duas modalidades de imagem. Em todas as experiências, a área AZ para a CBCT (0,770-0,864) foi maior do que a área para a película periapical (0,678-0,783). Os resultados indicaram que a técnica de CBCT tem melhor precisão e valor de diagnóstico do que as películas periapicais na deteção de defeitos ósseos periodontais inter-radiculares.[98]

Mohan R et al (2011) afirmaram que a extensão da perda óssea marginal periodontal nem sempre é fácil de determinar e muito menos a extensão com que as áreas de furca estão envolvidas. As imagens de CBCT fornecem melhores informações quantitativas e de diagnóstico sobre os níveis de osso periodontal em 3 dimensões.[99]

Foi sugerido que a precisão geométrica 3D da TCFC é igual à da radiografia e da TCMD, mas com uma melhor qualidade de imagem avaliada pelo observador do que a TCMD, bem como uma deteção de defeitos periodontais superior à da radiografia.[61] A tomografia computorizada de feixe cónico (CBCT) fornece imagens 3D que facilitam a transição da imagiologia dentária do diagnóstico inicial para a orientação da imagem ao longo dos procedimentos de tratamento.[100]

Aplicações em cirurgia oral e maxilofacial

A CBCT permite analisar a patologia dos maxilares, avaliar os dentes impactados (Figura 39)[101] , os dentes supranumerários e a sua relação com as estruturas vitais, as alterações do osso cortical e trabecular relacionadas com a osteonecrose dos maxilares associada aos bifosfonatos e a avaliação dos enxertos ósseos. É também útil na análise e avaliação dos seios paranasais e da apneia obstrutiva do sono.[89] O planeamento do tratamento de doentes com fenda labial e palatina implica muitas considerações únicas. A TCFC deve permitir uma melhor avaliação da idade dentária, do posicionamento do segmento da arcada e do tamanho da fenda, em comparação com a radiografia tradicional. (figura 40)[102]

Os casos de trauma apresentam uma vasta gama de desafios de diagnóstico. É útil na identificação da morfologia da fratura e do defeito. Também é útil para determinar as dimensões do defeito e as localizações relativas das estruturas anatómicas pertinentes. A TCFC em aplicações pós-traumáticas permite aos dentistas responder a muitas necessidades dos pacientes.[16]

Hassan B et al (2008) afirmaram que as reconstruções 3D de CBCT dos ossos maxilares são utilizadas para o planeamento e simulação cirúrgicos pré-operatórios em doentes com traumas e malformações esqueléticas. Os modelos de crânio 3D CBCT pré e pós-operatórios também podem ser sobrepostos uns aos outros para avaliar a quantidade e a posição das alterações nos ramos mandibulares e na cabeça do côndilo após a cirurgia ortognática da maxila e da mandíbula.[103]

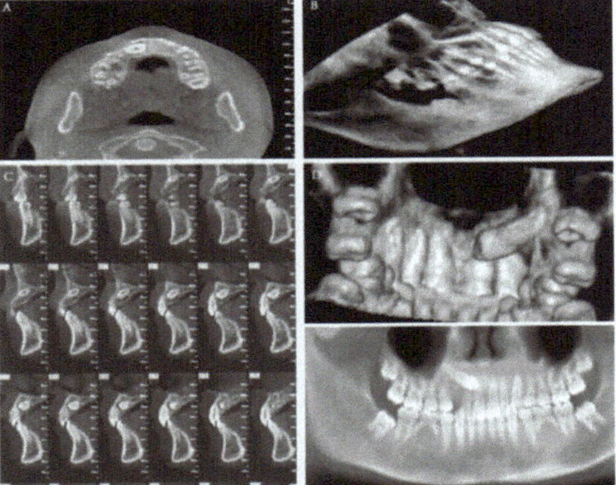

Figura 39. O conjunto de dados 3D consiste em A, imagem axial, B, imagem panorâmica, C, série de secções transversais individuais, D, reconstruções 3D.

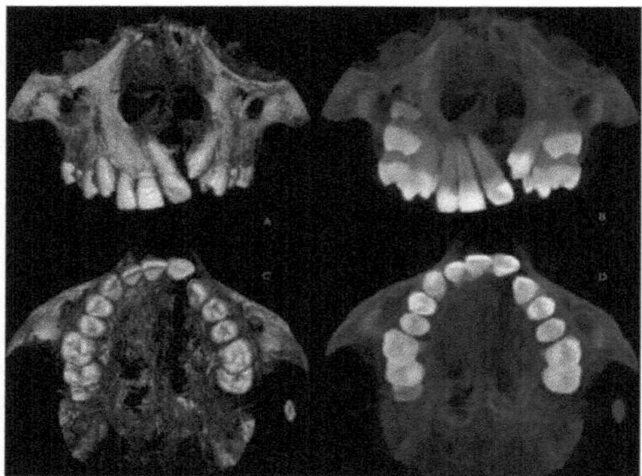

Figura 40: Imagens de CBCT de um paciente com fenda palatina. *A*, Vista anterior do maxilar no modo de superfície. *B*, Vista anterior do maxilar no modo radiográfico. *C*, Vista oclusal do maxilar superior no modo de superfície. *D*, Vista oclusal da maxila no modo radiográfico.

Doieivogiu. ei m *(¿, \JI\J)* siaieu inai vuvi nas inane n possiuie ioi os profissionais para obterem informações mais detalhadas e está a tornar-se popular no diagnóstico de fracturas dento-alveolares. A imagiologia a 3 dimensões ultrapassa as limitações da imagiologia a 2 dimensões, permitindo visualizar as imagens a 3 dimensões e eliminar a sobreposição. A ILUMA utiliza a tecnologia proprietária FLASH CT, a última geração de avanços em tomografia volumétrica de feixe ultra-cone, para produzir imagens de última geração do seio, base do crânio, cabeça e pescoço e osso temporal num simples exame de 20 segundos.[104]

Aplicações em Dentisteria Protética

Kang et al (2014): O objetivo do presente estudo foi comparar a precisão da substituição de imagens dentárias numa imagem de CBCT utilizando dados de imagens digitais de digitalização ótica 3-D de um molde dentário, mordida oclusal e moldagem da moldeira de mordida. Foi utilizado um modelo dentário Bracket Typodont. Os 3 materiais experimentais foram digitalizados opticamente em 3-D. Os ficheiros STL convertidos a partir da CBCT do modelo Typodont e os ficheiros STL de digitalização ótica 3-D dos materiais de estudo foram registados. Os resultados do estudo indicam que o molde dentário é o método preferido.[35]

Aplicações em medicina dentária geral

Os recentes avanços na Tomografia Computorizada de Feixe Cónico (CBCT) identificaram a importância de fornecer resultados relacionados com a utilização adequada desta tecnologia inovadora em medicina dentária.

Adibi et al. (2013) afirmaram que, embora muitos estudos tenham favorecido a aplicação da TCFC em medicina dentária, não existem ensaios clínicos duplamente cegos multicêntricos para a TCFC, que é conhecida como o padrão de ouro para estudos baseados em evidências. A TCFC parece ter um futuro promissor.[18] Com base na literatura disponível, não se justifica a utilização da TCFC na deteção de cáries oclusais, uma vez que a dose é muito mais elevada do que a das radiografias convencionais, sem que se obtenha qualquer informação adicional. No entanto, provou ser útil na avaliação de cáries proximais e da sua profundidade.[89]

Aplicações não dentárias

Inicialmente, a TCFC era quase exclusivamente utilizada para efetuar radiologia dentária. No entanto, os sistemas de TCFC de primeira geração passaram a ser cada vez mais utilizados para estudar seios nasais, fracturas faciais e nasais, articulações temporomandibulares, etc. Os estudos cefalométricos em 3D da cabeça e do pescoço tornaram-se possíveis quando os sistemas de CBCT passaram a permitir a digitalização da cabeça completa. Para este efeito, foi necessária uma técnica de rotação dupla com a costura dos dois conjuntos de dados resultantes. Os sistemas de TCFC em que a rotação podia ser interrompida eram necessários para efetuar estudos dinâmicos de deglutição ou de faringografia. O advento de sistemas de CBCT topo de gama mais potentes abriu caminho para a imagiologia do osso temporal e da base do crânio. Por fim, os sistemas de TCFC de topo de gama "em decúbito dorsal" que utilizam um "gantry" tornaram possível a imagiologia músculo-esquelética de pequenas articulações. Estes estudos de TCFC não dentários substituíram gradualmente os raios X convencionais e os estudos de TC/MDCT porque permitiram a obtenção de imagens com maior resolução, menor dose de radiação e menos artefactos metálicos.[105]

Comparação de procedimentos de imagiologia: Panorâmica vs. CBCT

Yutaka Akiyama (2006) realizou um estudo para comparar radiografias panorâmicas com tomografias computorizadas de feixe cónico para uso dentário na avaliação do canal alveolar inferior em 500 terceiros molares extraídos. Neste estudo, a relação posicional entre o canal mandibular, através do qual passa o nervo alveolar inferior, e o terceiro molar foi observada em pormenor nos pacientes que foram submetidos a imagens de TCFC. A mesma informação foi obtida a partir de radiografias panorâmicas e comparada. A distância e a relação posicional entre o terceiro molar e o canal mandibular, a posição vestibulolingual e a largura da mandíbula foram observadas através das imagens de TCFC. A relação posicional entre o terceiro molar e o canal mandibular e o estado da linha branca que define a parede superior do canal mandibular foram observados através de radiografias panorâmicas. Concluiu que o desvio do canal mandibular na área do terceiro molar em imagens radiográficas panorâmicas indicava uma tendência de proximidade entre o terceiro molar e o canal mandibular, o que ajudaria a determinar o risco de disestesia após a extração.[41] A comparação entre a radiografia panorâmica e a TCFC está listada na tabela 5.[2]

Comparação entre a tomografia convencional e a tomografia computorizada de feixe cónico
Duas grandes diferenças distinguem os aparelhos de TCFC dos aparelhos de TC hospitalares convencionais (helicoidal, em espiral, em leque). Em primeiro lugar, o CBCT utiliza um tubo de ânodo fixo de baixa energia, semelhante ao utilizado nos aparelhos de radiografia panorâmica dentária. Em segundo lugar, os aparelhos de CBCT rodam em torno do doente apenas uma vez, captando os dados através de um feixe de raios X em forma de cone. Estas diferenças tornam possível uma máquina mais económica e mais pequena que expõe o paciente a aproximadamente 20% da radiação de uma TAC helicoidal, o que equivale a uma exposição típica de uma série periapical de boca cheia. A diferença de captação volumétrica proporciona à CBCT um feixe mais focado, resultando em imagens com maior precisão geométrica, maior resolução espacial e consideravelmente menos dispersão em comparação com as imagens de tomógrafos convencionais.[16]

Estágio	Semelhanças	Diferenças para a CBCT
Técnica de fixação factores	Efectuado antes da exposição; controla a qualidade da imagem e a dose de radiação do doente	A TCFC oferece mais opções do que a radiografia panorâmica, que normalmente tem apenas kVp; os factores de digitalização para a TCFC devem ser ajustados para serem específicos da tarefa.
Preparar o doente	Paciente em pé ou sentado, cabeça estabilizada, posição crítica para a imagem resultante.	O doente também pode estar em posição supina e não é utilizado um bloqueio de mordida para a CBCT.
Proteger o doente	Proteção do tronco de chumbo	Escudo de chumbo para o tronco; se possível, é desejável um escudo para a tiroide.
Expor	Doente informado para se manter quieto	O tempo de digitalização varia de 5 s a mais de 30s; é mais provável a ocorrência de artefactos de movimento; é necessária uma calibração frequente da imagem

		A imagem deve ser reconstruída antes da visualização (30s-20 min), ortogonal secundária
Ver imagem	Imagem visualizada imediatamente	as imagens devem ser reformatadas; os dados são interactivos (contraste, brilho, modo de imagem); os dados resultantes podem ser reorientados para compensar a posição da cabeça.

Tabela 5: Comparação entre a radiografia panorâmica e a TCFC

Introduzida em 1998 para imagiologia dentoalveolar, a TCFC gera dados 3D a um custo mais baixo e com doses de radiação absorvidas inferiores às da TC convencional. A técnica de imagiologia da TCFC baseia-se num feixe de raios X em forma de cone que é centrado num detetor 2D, o que oferece as vantagens de uma maior taxa de aquisição; ao contrário da TC convencional, não é necessário um deslocamento paralelo do sistema de detectores durante a rotação, o que resulta numa utilização mais eficiente da potência do tubo. A maior dimensão das unidades de TC convencionais torna-as alternativas pouco adequadas para os consultórios dentários.[19] [Fig. 41][25]

A TCFC é uma nova aplicação da TC que gera dados tridimensionais (3D) a um custo mais baixo e com doses absorvidas inferiores às da TC convencional utilizada na prática da radiologia médica. Os dados da região craniofacial são frequentemente recolhidos com maior resolução no plano axial do que os dos sistemas de TC convencionais.[90] No entanto, o desenvolvimento da tomografia computorizada (TC) permitiu a avaliação tridimensional (3D) das estruturas craniofaciais e tornou-se um meio amplamente disponível para o diagnóstico da cabeça e do pescoço e para vários procedimentos cirúrgicos orais. No entanto, a TC ainda não é ideal para a tarefa de diagnóstico específica em aplicações dentárias, tais como dentes impactados ou lesões apicais.[106] Com a CBCT, é obtida uma TAC completa do paciente na marquesa de tratamento imediatamente antes da aplicação da radiação, sendo a TAC efectuada e reconstruída em menos de 2 minutos. A TAC pode então ser registada automaticamente na TAC realizada anteriormente para planeamento do tratamento, de modo a facilitar o reposicionamento preciso do doente no isocentro da máquina de tratamento. O desenvolvimento da TCFC para radioterapia é um domínio em rápido crescimento, na sequência do impulso dado à radioterapia guiada por imagens.[49] (fig. 42, 43)[26]

VANTAGENS DO CBCT

A CBCT é adequada para a obtenção de imagens da área craniofacial. Fornece imagens claras de estruturas altamente contrastadas e é extremamente útil para avaliar o osso.[7] Embora existam atualmente limitações na utilização desta tecnologia para a imagiologia de tecidos moles, estão a ser envidados esforços para o desenvolvimento de técnicas e algoritmos de software para melhorar a relação sinal/ruído e aumentar o contraste.

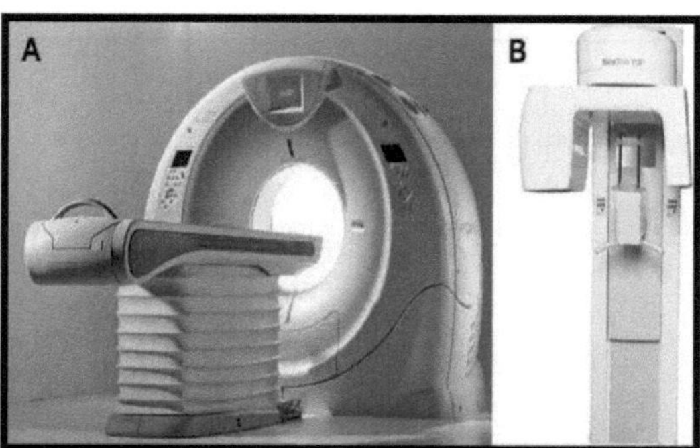

Fig. 41: (A) Scanner moderno de TC multi-slice (Toshiba Aquilion 64 [Toshiba Medical Systems, Tóquio, Japão]). (B) Scanner moderno de CBCT (NewTom Vgi [QR Verona, Verona, Itália]) de aspeto semelhante a uma máquina panorâmica.

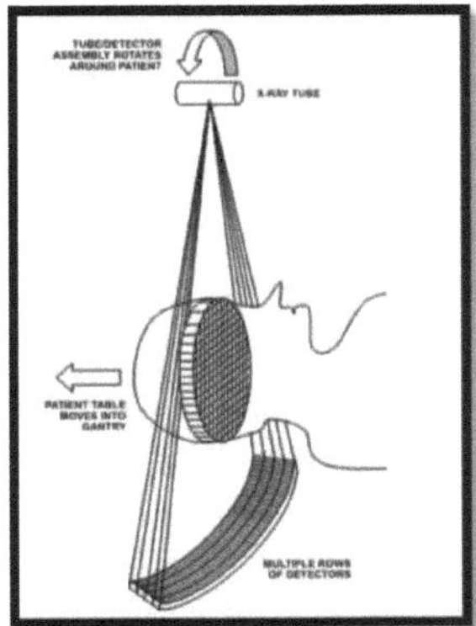

Figura 42: TC convencional - o feixe de raios X em forma de leque roda à volta do doente à medida que este passa pela gantry. Os cortes de imagem são registados por um banco de detectores.

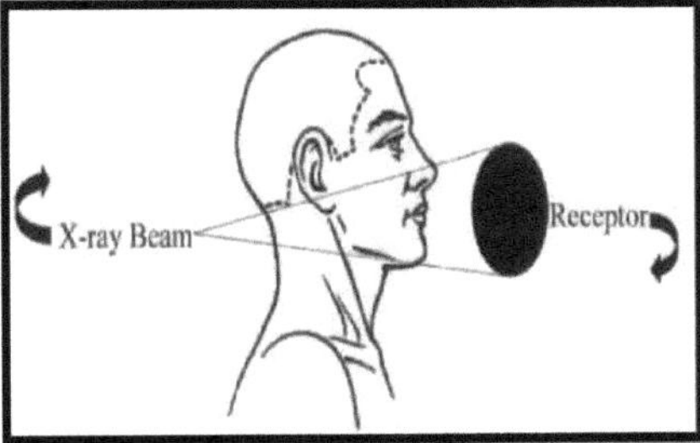

Figura 43: CBCT - um feixe de raios X em forma de cone roda em torno de um doente estacionário, sendo a imagem detectada por um detetor de painel plano ou por um intensificador de imagem.

A utilização da tecnologia de TCFC na prática clínica oferece uma série de vantagens potenciais para a imagiologia maxilofacial em comparação com a TC convencional:

1. ***Limitação do feixe de raios X:*** A redução do tamanho da área irradiada através da colimação do feixe primário de raios X para a área de interesse minimiza a dose de radiação. A maioria das unidades de CBCT pode ser ajustada para digitalizar pequenas regiões para tarefas de diagnóstico específicas. Outros são capazes de digitalizar todo o complexo craniofacial, quando necessário.

2. ***Precisão da imagem:*** O conjunto de dados volumétricos compreende um bloco 3D de estruturas cubóides mais pequenas, conhecidas como voxels, cada uma representando um grau específico de absorção de raios X. O tamanho destes voxels determina a resolução da imagem. Na TC convencional, os voxels são cubos rectangulares anisotrópicos em que a dimensão mais longa do voxel é a espessura do corte axial e é determinada pelo passo do corte, uma função do movimento da gantry. Embora as superfícies dos voxels de TC possam ser tão pequenas como 0,625 mm quadrados, a sua profundidade é normalmente da ordem dos 1-2 mm. Todas as unidades de CBCT fornecem resoluções de voxel que são isotrópicas iguais em todas as 3 dimensões. Isto produz uma resolução submilimétrica (que excede frequentemente a TC multi-slice de grau mais elevado) que varia entre 0,4 mm e 0,125 mm (Accuitomo).

3. ***Tempo de exame rápido:*** Como a TCFC adquire todas as imagens de base numa única rotação, o tempo de exame é rápido (10-70 segundos) e comparável ao dos sistemas médicos de TCMD em espiral. Embora um tempo de varrimento mais rápido signifique normalmente menos imagens de base a partir das quais se reconstrói o conjunto de dados volumétricos, os artefactos de movimento devidos ao movimento do sujeito são reduzidos.

4. ***Redução da dose:*** a dose de radiação efectiva para a CBCT varia, em média, entre 36,9 e 50,3 microsievert [p.Sv], o que é significativamente reduzido até 98% em comparação com os sistemas de TC de feixe em leque "convencionais", em que o intervalo médio para a mandíbula é de 1.320-3.324 p.Sv e o intervalo médio para a maxila é de 1.031-1.420 p.Sv. Além disso, reduz a dose efectiva do doente para aproximadamente a de um levantamento periapical da dentição com base em película,

cerca de 13-100 LiSv, e 4-15 vezes a de uma única radiografia panorâmica, que é de 2,9-11 p.Sv.

5. ***Modos de visualização exclusivos da imagiologia maxilofacial:*** O acesso e a interação com os dados de TC médica não são possíveis, uma vez que são necessárias estações de trabalho. Embora esses dados possam ser "convertidos" e importados para programas proprietários para utilização em computadores pessoais, este processo é dispendioso e requer uma fase intermédia que pode prolongar a fase de diagnóstico. A reconstrução de dados de CBCT é efectuada nativamente por um computador pessoal. Além disso, o software pode ser disponibilizado ao utilizador, e não apenas ao radiologista, através de compra direta ou de uma licença inovadora "por utilização" de vários fornecedores. Isto dá ao médico a oportunidade de utilizar a visualização de imagens na cadeira, a análise em tempo real e os modos MPR específicos da tarefa. Uma vez que o conjunto de dados volumétricos do CBCT é isotrópico, todo o volume pode ser reorientado para que as caraterísticas anatómicas do doente sejam realinhadas. Além disso, os algoritmos de medição orientados por cursor permitem ao médico efetuar uma avaliação dimensional em tempo real.

6. ***Redução do artefacto da imagem:*** Com os algoritmos de supressão de artefactos dos fabricantes e o aumento do número de projecções, foi demonstrado clinicamente que as imagens de CBCT podem resultar num baixo nível de artefactos metálicos, particularmente em reconstruções secundárias concebidas para visualizar os dentes e os maxilares.[1]

LIMITAÇÕES DO CBCT

1. É definitivamente mais dispendioso do que os exames radiológicos bidimensionais clássicos.
2. A dose de radiação ionizante gerada é superior à de um exame de pantomografia.
3. Sendo uma nova tecnologia, requer novas competências por parte do clínico e o valor da informação obtida é sensível à interpretação.
4. Quaisquer artefactos de movimento afectam todo o conjunto de dados e toda a imagem e não apenas uma parte.
5. Proporciona uma resolução limitada dos tecidos moles mais profundos (internos), sendo a RM e a TC clássica melhores para a imagiologia dos tecidos moles.
6. Tem uma gama de contraste reduzida (dependente do tipo de detetor de raios X).
7. Tem um aumento do ruído da radiação dispersa e uma perda concomitante da resolução do contraste.
8. Não pode ser utilizado para a estimativa das unidades Hounsfield (HU).[107]

Capítulo 3
DISCUSSÃO

Muitos podem considerar que a especialidade de radiologia oral e maxilofacial (OMF) é composta por tecnocratas místicos, adivinhos e "habitantes das cavernas", que residem nos seus gabinetes pouco iluminados, escrevendo palavreado interminável para descrever o óbvio e que só emergem periodicamente para ajudar na resolução de problemas de falhas do equipamento. Nos últimos 10 anos, a disponibilidade e a utilização crescentes da tomografia computorizada de feixe cónico (CBCT) alteraram drasticamente o âmbito da radiografia OMF em Medicina Dentária.[108]

Os scanners de TCFC representam um avanço significativo na imagiologia dentária e maxilofacial desde a sua introdução na medicina dentária no final da década de 1990.[19] A partir da revisão, é óbvio que existe uma miríade de utilizações para a CBCT. Existe uma variação igual nas doses das várias máquinas, no tamanho do FOV e na resolução da imagem. Quando a região de interesse está próxima dos tecidos glandulares da tiroide, das parótidas e das glândulas submandibulares, a dose aumenta. Isto explica o facto de a dose mandibular ser superior à dose maxilar.[46] Pauwels et al. concluíram que a otimização da dose deve assegurar que os exames dos doentes são efectuados utilizando um protocolo de exposição que conduza a uma imagem aceitável para a indicação específica.[21]

As unidades de CBCT mais recentes têm uma resolução mais elevada, uma exposição mais baixa e são menos dispendiosas. Além disso, o detetor de painel plano parece ser menos propenso a artefactos de endurecimento do feixe. No entanto, existem também várias desvantagens importantes, como a suscetibilidade a artefactos de movimento, a baixa resolução de contraste, a capacidade limitada de visualização dos tecidos moles internos e, devido à distorção das unidades Hounsfield, a CBCT não pode ser utilizada para a estimativa da densidade óssea. É fundamental seguir o princípio ALARA durante o tratamento, no que diz respeito à dose de radiação da imagiologia por TCFC.[89]

Ao longo do último ano, a árvore evolutiva da TCFC desenvolveu um novo ramo que poderá ser de especial interesse para os médicos dentistas que pretendam restringir o seu exame imagiológico especificamente às regiões dos dentes e maxilares. Este "ramo" é o "CBCT híbrido" que combina a radiografia panorâmica digital com um sistema de CBCT de FOV relativamente pequeno a médio.[109]

A tecnologia CBCT proporciona aos médicos novos métodos de visualização da anatomia do paciente que excedem a radiologia convencional 2-D. A utilização de implantes CAD realistas e pilares CAD proporciona ao clínico capacidades sem precedentes para ligar com precisão a colocação do implante ao osso e à restauração final.[110]

As aplicações clínicas da TCFC estão a ser rapidamente aplicadas na prática dentária. A tendência recente tem sido para os dentistas, particularmente os especializados em ortodontia, cirurgia oral e periodontia.[8] Os dentistas podem utilizar as informações obtidas a partir dos dados para avaliar os tecidos duros para possível colocação e/ou enxerto de implantes dentários, planeamento do tratamento ortodôntico, avaliação do complexo da articulação temporomandibular, avaliação de patologias, demonstração de variações anatómicas e avaliação de pacientes que sofreram traumatismos. A TCFC pode ajudar no planeamento pré-cirúrgico da colocação de implantes dentários, localizando a anatomia a evitar durante a cirurgia, medindo com precisão o volume ósseo e avaliando a qualidade do tecido duro. Em ortodontia, a TCFC pode melhorar a avaliação clínica de caninos impactados e erupções dentárias atrasadas em relação aos dentes adjacentes.[13] No entanto, embora a TCFC permita que as imagens sejam apresentadas numa variedade de formatos, a interpretação do conjunto de dados volumétricos, particularmente quando abrange grandes áreas, envolve mais do que a geração de representações 3D ou a aplicação de protocolos clínicos que fornecem imagens específicas. A interpretação exige uma compreensão das relações espaciais dos elementos anatómicos ósseos e um conhecimento patológico alargado das várias estruturas maxilofaciais.[1]

A TCFC tem sido referida como o "padrão de ouro" e até mesmo o "padrão de tratamento" para diagnóstico por imagem maxilofacial. [th]No entanto, já no século XVI, o Príncipe de Marrocos, no Ato II, Cena vii de *O Mercador de Veneza* de Shakespeare, advertia que "nem tudo o que reluz é ouro". Outros, em publicações mais contemporâneas, também duvidaram do valor absoluto das imagens de TCFC ou da deturpação, por parte de alguns, do papel da TCFC como a nova modalidade de imagem universal de eleição. No entanto, William C. Scarfe, em 2011, definiu os padrões para a TCFC como cuidados adequados para escolher a imagiologia de TCFC para cada doente "sabiamente", com base em critérios de seleção derivados das melhores provas disponíveis. Nesta era de expansão da imagiologia 3D, a aparente urgência de adotar uma nova tecnologia brilhante deve ser equilibrada com uma descoberta diligente e paciência.[29]

A tomografia computorizada de feixe cónico está agora a entrar no domínio da medicina dentária geral e das especialidades dentárias em que é necessária uma maior resolução. É provável que estes novos sistemas se tornem comuns nos consultórios dentários e que, consequentemente, os laboratórios de imagiologia tenham de se concentrar em procedimentos que exijam exames de maior FOV que necessitem de interpretação por um especialista.[109] A incorporação da terceira dimensão na imagiologia prática dentária e craniofacial é agora uma realidade. O futuro da imagiologia craniofacial e dentária é empolgante, uma vez que o paradigma muda de pontos de referência, linhas, distâncias e ângulos para superfícies, áreas e volumes.[62]

CONCLUSÃO

O desenvolvimento e a rápida comercialização da tecnologia CBCT dedicada à utilização na região maxilofacial irá, sem dúvida, aumentar o acesso dos médicos de clínica geral e especializada a esta modalidade de imagiologia. A tecnologia CBCT proporciona aos médicos novos métodos de visualização da anatomia do doente que excedem a radiologia convencional de 2-D. A imagiologia por TCFC proporciona aos clínicos imagens de resolução espacial sub-milimétrica de elevada qualidade de diagnóstico com tempos de digitalização relativamente curtos (10-70 segundos) e uma dose de radiação comunicada equivalente à necessária para 4 a 15 radiografias panorâmicas. Uma vez que a CBCT se tornou uma tecnologia de ponta, está a decorrer a corrida para identificar oportunidades que beneficiem da informação digital incorporada em cada exame. A TCFC tem uma grande variedade de aplicações clínicas. A TCFC tem sido utilizada para a colocação de implantes protésicos, próteses maxilofaciais e avaliações de DTM, o que tem aumentado as taxas de sucesso do tratamento. A TCFC para fins endodônticos parece ser a utilização mais promissora da TCFC. As aplicações incluem lesões apicais, fracturas radiculares, identificação de canais e caraterização de reabsorções radiculares internas e externas. A informação 3D de um exame de TCFC permite um diagnóstico melhorado para o doente e tem de o fazer para justificar a dose mais elevada do que a utilizada na radiologia convencional. Os futuros melhoramentos serão provavelmente direcionados para a redução do tempo de exame, para a obtenção de imagens multimodais (panorâmicas e cefalométricas convencionais, para além das imagens de TCFC), para a melhoria da fidelidade da imagem, incluindo o contraste dos tecidos moles, e para a incorporação de protocolos específicos de tarefas para minimizar a dose no paciente. A disponibilidade crescente desta tecnologia proporciona ao médico uma modalidade que está a alargar a imagiologia maxilofacial do diagnóstico à orientação por imagem de procedimentos operatórios e cirúrgicos.

BIBLIOGRAFIA

Scarfe et al. Aplicações clínicas da tomografia computorizada de feixe cónico na prática dentária. J Can Dent Assoc 2006; 72(1); 75-80

Scarfe e Farman. Considerações clínicas sobre a imagiologia de feixe cónico em medicina dentária. Metlife. ADA CERP 2009

Abramovitch e Rice. Princípios básicos da tomografia computorizada de feixe cónico. Dent Clin N Am 2014;58:463-484

Ahmad Abdelkarim. Mitos e factos da tomografia computorizada de feixe cónico em ortodontia. Jornal da Federação Mundial de Ortodontistas 2012;1:e3-e8

William C. Scarfe. A radiologia oral e maxilofacial como especialidade dentária: a primeira década. OOOOE 2010;110(4)

O que os pais devem saber sobre a segurança da radiologia dentária.

James Mah. A génese e o desenvolvimento da CBCT para a medicina dentária. ADA CERP www.ineedce.com

White &Pharoah. A evolução e aplicação das modalidades de imagiologia maxilofacial dentária. Dent Clin N Am 52 (2008) 689-705

Barghan et al. Imagens de tomografia computorizada de feixe cónico na avaliação da articulação temporomandibular. Revista CDA 2010;38(1)

Scarfe e Farman. O que é a TC de feixe cónico e como funciona? Dent Clin N Am 52 (2008): 707-730

Cattaneo et al. Comparação entre cefalogramas convencionais e gerados por tomografia computorizada de feixe cónico. American Journal of Orthodontics and Dentofacial Orthopedics 2008

Levato et al. Tomografia computorizada de feixe cónico: A perspetiva de um clínico. Por dentro da odontologia 2009

W. Bruce Howerton, Maria A. Mora. Avanços na imagem digital. O que há de novo e o que está no horizonte? JADA 2008; 139

Fahrig et al. Utilização de um sistema de braço em C para gerar verdadeiros angiogramas rotativos computorizados tridimensionais: resultados preliminares in vitro e in vivo. AJNR 1997;18:1507- 1514

Miracle e Mukherji. Conebeam CT of the Head and Neck, Part 2: Clinical applications. AJNR Am J Neuroradiol 2009; 30:1285-92

Palomo e Palomo. TC de feixe cónico para diagnóstico e planeamento de tratamento em casos de trauma. Dent Clin N Am 2009; 53: 717-727

Orentlicher et al. Planeamento e colocação de implantes dentários guiados por computador. Atlas Oral Maxillofacial Surg Clin N Am 2012; 20: 53-79

Adibi et al. Tomografia computorizada de feixe cónico para dentistas em geral. Relatórios Científicos de Acesso Aberto 2012; 1(11)

Alamri et al. Aplicações da TCFC na prática dentária: Uma revisão da literatura. Medicina dentária geral 2012

Conselho de Assuntos Científicos da Associação Dentária Americana. A utilização da tomografia computorizada de feixe cónico em medicina dentária. Uma declaração consultiva do Conselho de Assuntos Científicos da Associação Dentária Americana. JADA 2012;143(8)

Pauwels et al. Intervalo de dose efectiva para scanners de tomografia computorizada de feixe cónico dentário. Eur J Radiol 2011

Scott D. Ganz. Conceitos de planeamento de tratamento assistido por tomografia computorizada de feixe cónico. Dent Clin N Am 2011;55: 515-536

Balabaskaran e Srinivasan. Sensibilização e atitude dos profissionais de medicina dentária em relação à CBCT. IOSR-JDMS 2013

Blum et al. Tomografia volumétrica de feixe cónico (CBCT), na medicina dentária practice.www.drblumoralsurg.com

Angelopoulos et al. Uma comparação entre a TCFC maxilofacial e a TC médica. Atlas Oral Maxillofacial Surg Clin N Am 2012; 20:1-17

Macleod e Heath. Tomografia computorizada de feixe cónico (CBCT) na prática dentária. DMFR 2008

Textbook of Dental and Maxillofacial Radiology-Freny R Karjodkar:2nd edition

Baba et al. Utilização de um detetor de painel plano em TC de feixe cónico de alta resolução para imagiologia dentária. DMFR 2004;33:285-290

William C. Scarfe. "Nem tudo o que reluz é ouro": normas para imagens tomográficas computorizadas de feixe cónico. OOOOE 2011;111(4)

Angelopoulos e Aghaloo. Tecnologia de imagiologia no diagnóstico de implantes. Dent Clin N Am 2011;55:141-158

Centro de Controlo de Doenças da Colômbia Britânica. Diretrizes sobre proteção contra radiações e garantia de qualidade aplicáveis à tomografia computorizada de feixe cónico (CBCT) dentária. BCCDC/EHS - Proteção contra radiações 2014

Miracle e Mukherji. TC Conebeam da cabeça e pescoço, Parte 1: Princípios físicos. AJNR 2009;30

Endodontia: colegas para a excelência. Tomografia computorizada de feixe cónico em Endodontia. Associação Americana de Endodontistas 2011

David C. Hatcher. Princípios operacionais para tomografia computorizada de feixe cónico. JADA 2010;141

Kang et al. Substituição de imagens dentárias em tomografia computorizada de feixe cónico com digitalização ótica tridimensional de um molde dentário, mordida oclusal ou moldeira de mordida. Int. J. Oral Maxillofac. Surg. 2014; 43: 1293-1301

Christos Angelopoulos. Anatomia de imagens de tomografia computorizada de feixe cónico da região maxilofacial. Dent Clin N Am 2008;52:731-752

Christos Angelopoulos. Anatomia da região maxilofacial nos três planos de secção. Dent Clin N Am 2014;58: 497-521

Zambelli J et al. Streaking artefact reduction in four-dimensional cone beam computed tomography. Associação Americana de Físicos em Medicina, outubro de 2008; 35(10)

Zhu L et al. Supressão de ruído na correção de dispersão da TC de feixe cónico. Associação Americana de Físicos em Medicina março de 2009;36(3)

Zhu L et al. Correção de dispersão para TC de feixe cónico em radioterapia. Associação Americana de Físicos em Medicina junho de 2009;36(6)

Liu F et al. Correção de artefactos de movimento em TC de feixe cónico utilizando um modelo de movimento respiratório específico do paciente. Associação Americana de Físicos em Medicina junho de 2010;37(6)

Issa Ibraheem. Redução de artefactos em imagens de TC de feixe cónico dentário para melhorar a reconstrução tridimensional da imagem. J. Biomedical Science and Engineering 2012; 5:409-415

Morant et al. Validação de uma simulação de Monte Carlo para avaliação da dose em exames de TC de feixe cónico dentário. Physica Medica 2012;28:200-209

Carlson et al. A verdade sobre a radiação da CBCT. Orthotown.com 2011

Okano e Sur. Dose de radiação e proteção em medicina dentária. Revista Japonesa de Ciências Dentárias (2010) 46, 112-121

Brendan Fanning. CBCT - o processo de justificação, auditoria e revisão da literatura recente. Jornal da Associação Dentária Irlandesa 2011; 57(5)

Ebba Helmrot e Anne Thilander-Klang. Métodos de monitorização da dose no paciente em radiologia dentária. Projeto SSI P 1604.07 2009 (em sueco) Manuscrito

Ludlow et al. Dosimetria de 3 dispositivos CBCT para radiologia oral e maxilofacial: CB Mercuray, NewTom 3G e i-CAT.DMFR 2006;35:219-226

Lehmann et al. Experiência de comissionamento com tomografia computorizada de feixe cónico para radioterapia guiada por imagem. Jornal de Física Médica Clínica Aplicada 2007;8(3)

Suomalainen et al. Exatidão das medições lineares utilizando o feixe cónico dentário e a tomografia computorizada multislice convencional. DMFR 2008;37:10-17

Ping e Kandaiya. A influência do tamanho e da geometria do paciente na unidade Hounsfield da tomografia computorizada de feixe cónico. Jornal de Física Médica 2012;37(3):155- 158

Akyalcin et al. Medição da dose na pele a partir de imagens de tomografia computorizada de feixe cónico. Head &Face Medicine 2013; 9(28)

Allan G. Farman. ALARA ainda se aplica. OOOOE 2005; 100(4)

Alok A et al. Tomografia computorizada de feixe cónico: Um terceiro olho para o cirurgião dentista. Revista Internacional de Investigação Médica e Dentária 2014;1(3)

De Vos et al. Imagens de tomografia computorizada de feixe cónico (CBCT) da região oral e maxilofacial: Uma revisão sistemática da literatura. Int. J. Oral Maxillofac. Surg. 2009; 38: 609-625

C. Hodez et al. Imagiologia por feixe cónico: Aplicações em ORL. Anais Europeus de Otorrinolaringologia, Doenças da Cabeça e do Pescoço (2011) 128, 65-78

D. Maret et al. Tomografia computorizada de feixe cónico: Uma ferramenta útil para a estimativa da idade dentária? Hipótese médica 2011;76: 700-702

Hashimoto K et al. Comparação de um novo aparelho de tomografia computorizada de feixe cónico limitado para utilização dentária com um aparelho de TC helicoidal de fileira multidetectores. OOOE 2003; 95(3): 371-377

Yang F et al. Estimativa da idade dentária através da correspondência de volumes de dentes fotografados por TC de feixe cónico. Forensic science International 2006; 159S: S78-S83

Star H et al. Estimativa da idade dentária humana através do cálculo do rácio de volume polpa/dente obtido em imagens de tomografia computorizada de feixe cónico (CBCT) de dentes monoradiculares adquiridas clinicamente. Jornal de Ciência Forense 2010

Steven A. Guttenberg. Patologia oral e maxilofacial em três dimensões. Dent Clin N Am 2011;55: 515-536

Palomo et al. Tomografia computorizada tridimensional de feixe cónico em medicina dentária. Odontologia Internacional SA; 9(6)

Mansur Ahmad e Earl Freymiller. Tomografia computorizada de feixe cónico: avaliação da patologia maxilofacial. Revista CDA 2010; 3 8 (1)

M. Shweel et al. Um estudo comparativo da TC de feixe cónico e da TC multidetectores na avaliação pré-operatória de quistos e tumores odontogénicos. Jornal Egípcio de Radiologia e Medicina Nuclear 2013;44:23-32

Kau et al. Atualização da tecnologia Cone Beam e análise ortodôntica. Dent Clin N Am 2014;58: 653-669

Genevive L. Machado. Imagens de CBCT - Um benefício para a ortodontia. Jornal Saudita de Odontologia 2014

Holberg C et al. Tomografia computorizada de feixe cónico em Ortodontia: benefícios e limitações. J Orofac Orthop 2005; 66(6):434-444

Silva M.A.G et al. Tomografia computorizada de feixe cónico para planeamento do tratamento ortodôntico de rotina: Uma avaliação da dose de radiação. Am J Orthod Dentofacial Orthop 2008; 133(5): 640e1-640e5

Baumgaertel et al. Fiabilidade e precisão das medições dentárias da tomografia computorizada de feixe cónico. American Journal of Orthodontics and Dentofacial Orthopedics 2009

David L. Turpin. Diretrizes clínicas e a utilização da tomografia computorizada de feixe cónico. Am J Orthod Dentofacial Orthop 2010;138:1-2

Almeida et al. Resposta dos tecidos moles ao avanço mandibular utilizando a digitalização 3D CBCT. Int. J. Oral Maxillofac. Surg. 2011; 40: 353-359

Joshi V et al. Avaliação da maturidade esquelética com a utilização de tomografia computorizada de feixe cónico. OOO 2012; 113(6):841-849

Vizzotto et al. Estudo comparativo de cefalogramas laterais e imagens de tomografia computorizada de feixe cónico na avaliação das vias aéreas superiores. Eur J. Orthod 2012; 34(3):390-393

Cheng et al. Deteção automática de marcas dentárias em volumes dentários de CBCT 3-D

Honda e Bjornland. Técnica de punção guiada por imagem para o espaço superior da articulação temporomandibular: Valor da tomografia computorizada de feixe cónico (CBCT). OOOOE.2006;102(3)

Honey et al. Precisão das imagens de tomografia computorizada de feixe cónico da articulação temporomandibular: comparação com radiologia panorâmica e tomografia linear. Am J Orthod Dentofacial Orthop 2007;132:429-438

Krishnamoorthy et al. Imagiologia da ATM por CBCT: Cenário atual. Anuário de cirurgia maxilofacial 2013;3 (1)

Tsiklakis K et al. Exame radiográfico da articulação temporomandibular utilizando tomografia computorizada de feixe cónico. Radiologia Dentomaxilofacial 2004; 33: 196-201

Peck J N et al. Técnica radiológica utilizando CBCT e planeamento de tratamento 3-D para colocação de implantes. Revista CDA 2008; 36(4)

Neal Patel. Integração de tecnologias digitais tridimensionais para uma dentisteria de implantes abrangente. JADA 2010; Vol. 141

Vandana Kumar. Aplicações da tomografia computorizada de feixe cónico (CBCT) no planeamento do tratamento com implantes. JSM Dent 2013; 1(2): 1008

Kyung-Seok Hu et al. Fiabilidade de dois métodos de preparação pré-cirúrgica diferentes para implantologia dentária com base em radiografia panorâmica e tomografia computorizada de feixe cónico em cadáveres. JPIS 2012;42: 39-44

Tyndall et al. Declaração de posição da Academia Americana de Radiologia Oral e Maxilofacial sobre critérios de seleção para a utilização de radiologia em implantologia dentária com ênfase na tomografia computorizada de feixe cónico. OOOO 2012;113(6)

Dale A. Miles. TC de feixe cónico. Aplicações para o dentista cosmético. Jornal de odontologia cosmética 2013; 29(2)

Avinash S. Bindra. Uma técnica para transferir a linha do sorriso de um paciente para uma imagem de tomografia computorizada de feixe cónico (CBCT). J Prosthet Dent 2014

Matherne R.P. et al. Utilização de CBCT para identificar o sistema RC in vitro. Jornal de endodontia 2008; 34(1):87-89

Estrella A.C. et al. Precisão da CBCT e da radiografia panorâmica e periapical para a deteção de periodontite apical. Jornal de endodontia 2008;34(3):273-279

Scarfe et al. Utilização da tomografia computorizada de feixe cónico em Endodontia. Jornal Internacional de Medicina Dentária, 2009

Alshehri et al. Aplicações de CBCT na prática dentária: Uma revisão da literatura. CAD/CAM 2010

Tyndall e Rathore. Aplicações de diagnóstico de TC de feixe cónico: cáries, avaliação óssea periodontal e aplicações endodônticas. Dent Clin N Am 2008;52: 825-841

Miracle e Mukherji. Conebeam CT of the Head and Neck, Part 2: Clinical applications. AJNR Am J Neuroradiol 2009; 30:1285-92

Rajput A. et al. Modalidade de imagem CBCT usada para diagnosticar anomalias dentárias: relatos de casos. IJSR 2013;2(8)

Rajasekhara et al. Avaliação por tomografia computorizada de feixe cónico e tratamento endodôntico de um segundo molar inferior permanente com quatro raízes: Um relato de caso raro e revisão da literatura. Jornal de Medicina Dentária Conservadora 2014;17(4)

Shenoy et al. Uma atualização sobre a utilização da Endodontia em CBCT. British Biomedical Bulletin. 2014;2(3):467-471

Dhillon e Kalra. Tomografia computorizada de feixe cónico: Uma ferramenta inovadora em odontopediatria. Jornal de Odontopediatria 2013;1(2)

Nematolahi et al. O Uso da Tomografia Computadorizada de Feixe Cônico (CBCT) para Determinar a Posição de Dentes Supranumerários e Impactados em Pacientes Pediátricos: Um relato de caso. JODDD 2013; 7(1)

Misch K.A. et al. Precisão da tomografia computorizada de feixe cónico para a medição de defeitos periodontais. Jornal de periodontologia 2006; 77(7):1261-1266

M Noujeim et al. Avaliação da tomografia computorizada de feixe cónico de alta resolução na deteção de lesões ósseas interradiculares simuladas. Radiologia Dentomaxilofacial 2009; 38:156-162

Mohan R et al. Imagens tridimensionais no diagnóstico periodontal com a utilização de CBCT. J Indian Soc Periodontol jan-mar 2011;15(1):11-17

Kumar et al. CBCT: Um guia para um periodontologista. Revista de Investigação SRM em Ciências Odontológicas. 2015; 6(1)

C Deepak et al. CBCT-A mudança de paradigma na gestão de impacções dentárias. Jornal Indiano de Medicina Dentária Multidisciplinar 2011; 1(2)

Quereshy et al. Aplicações da tomografia computorizada de feixe cónico na prática da cirurgia oral e maxilofacial. J Oral Maxillofac Surg, 2008 66:791-796

Hassan B et al. Imagens de tomografia computorizada de feixe cónico-3 D em cirurgia oral e maxilofacial. Dento Maxillofac Radiol 2008

Dolekoglu S. et al. Diagnóstico de fracturas da mandíbula e dentoalveolares num paciente traumatizado com tomografia computorizada de feixe cónico. Traumatologia dentária 2010; 26: 200-203

Casselman et al. TC de feixe cónico: aplicações não dentárias. JBR-BTR 2013;96

Liang et al. Uma avaliação comparativa da tomografia computorizada de feixe cónico (CBCT) e da TC multi-slice (MSCT). Parte 1.sobre a qualidade subjectiva da imagem. Eur J Radiol 2009

Magdalena Marinescu Gava. O que o médico dentista geral deve saber sobre a tecnologia de tomografia computorizada de feixe cónico. OHDMBSC 2009 vol VIII- No 4

William C. Scarfe. Novos códigos de procedimentos de radiologia dentária em perspetiva. OOOO 2013; 115(4)

Allan G. Farman. Evolução da TCFC: a árvore tem agora duas faces distintas ramos. OOOOE 2009; 107(4)

Scott D. Ganz. Aplicações de desenho assistido por computador/fabricação assistida por computador utilizando a tecnologia de tomografia computorizada e de tomografia computorizada de feixe cónico. Dent Clin N Am 52 (2008) 777-808

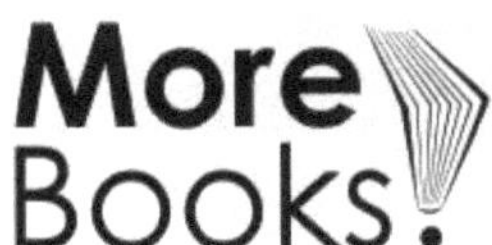
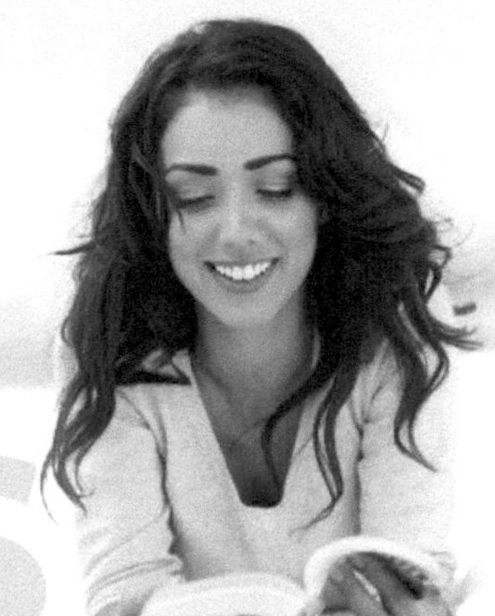

I want morebooks!

Buy your books fast and straightforward online - at one of world's fastest growing online book stores! Environmentally sound due to Print-on-Demand technologies.

Buy your books online at
www.morebooks.shop

Compre os seus livros mais rápido e diretamente na internet, em uma das livrarias on-line com o maior crescimento no mundo! Produção que protege o meio ambiente através das tecnologias de impressão sob demanda.

Compre os seus livros on-line em
www.morebooks.shop

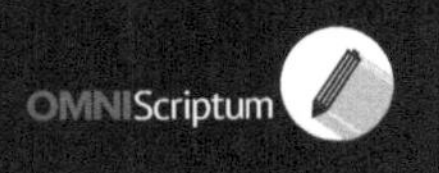

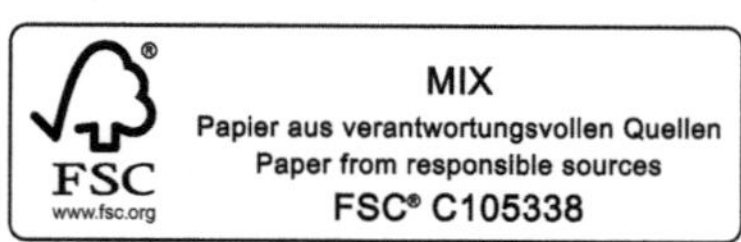